MOEWIG CHANCEN

Karin Jäckel

DIE ALTERNATIVE MEDIZIN

GEIST-HEILUNG

Heilung durch die Kraft des Willens

MOEWIG CHANCEN

MOEWIG Band Nr. 3206
Moewig Taschenbuchverlag Rastatt

Umschlagentwurf und -gestaltung: Werbeagentur Zeuner, Ettlingen
Verkaufspreis inkl. gesetzl. Mehrwertsteuer
Auslieferung in Österreich:
Pressegroßvertrieb Salzburg, Niederalm 300, A-5081 Anif
Printed in Germany 1986
Druck und Bindung: Elsnerdruck, Berlin
ISBN 3-8118-3206-9

Vorwort

Vor einiger Zeit griff das Fernsehen in einer mehrteiligen Serie ein heftig umstrittenes Thema auf, welches Mediziner und Wissenschaftler aller Bildungszweige gleichermaßen beschäftigt: die Geist- und Fernheilung, auch Wunderheilung genannt.

Millionen von Menschen erlebten vor dem Bildschirm das fast Unglaubliche: Drei Menschen mit schwerwiegenden Krankheiten, die von Ärzten seit Jahren erfolglos behandelt wurden, fanden Hilfe bei einem Geistheiler. Freddy Wallimann, Geist- und Fernheiler aus Lungern in der Schweiz, hatte sich mit seinen Behandlungsmethoden ins Scheinwerferlicht gestellt. Drei Monate lang sandte er zweimal täglich heilende Energieströme auf geheimnisvolle Weise über Hunderte von Kilometern hinweg zu Menschen, die er weder kannte noch hörte oder jemals persönlich erblickt hatte. Außer einer kurzen Krankengeschichte und einem Porträtfoto gab es für ihn keinen Anhaltspunkt. Dennoch gelang es ihm, durch bloßes Handauflegen auf diese Fotos Kontakt zu den Kranken aufzunehmen, die sich hinter den Bildern verbargen. Kontakt, den die Kranken bewußt erfuhren und spürten. Da gab es das kleine Mädchen mit einem bösen Hautausschlag, die Frau mit einer linksseitigen Lähmung nach einem Schlaganfall, den Mann, der an Armen und Beinen spastisch gelähmt ist. Ihnen allen konnte Wallimann helfen, wenngleich nur für kurze Zeit. Doch selbst diese kurze Zeit ist mehr, als die Schulmedizin vermochte. Wie ist das möglich? Kann man aus der Hand eines Heilers zuverlässiger Heilung erfahren als aus der eines Arztes? Gibt es tatsächlich eine tiefere, geheimnisvolle Wirklichkeit hinter den Dingen? Etwas, das nur wenige Auserwählte erfühlen und weitergeben können? Oder ist alles nur ein ausgemachter Schwindel? Diese und ähnliche Fragen beschäftigen Kranke und Gesunde jetzt mehr denn je, denn jene Fernsehdemonstration hat die Hoffnung auf ein Wunder irgendwie legitim gemacht. Man muß sich mit seiner Sehnsucht nach einer anderen Wirklichkeit, nach Sicherheit in der Hand einer höheren Macht und nach Heilung an Leib und Seele nicht mehr verstecken.

Der vorliegende Ratgeber will Ihnen helfen, Ihre Fragen zu beantworten und erste Kontakte zu vermitteln. Ein Patentrezept – dies sei gleich am Anfang vermerkt – gibt es jedoch nicht.

Jeder muß für sich selbst herausfinden, was für ihn zutrifft und wie er sein Leben am besten lebt. Erfolgsversprechen kann niemand bieten. Das liegt in der Natur der Sache, denn Wunder haben ihre eigenen Gesetze. Wo sie durchsichtig werden, lösen sie sich auf.

Danksagung

Allen, die mir während der Entstehungszeit dieses Buches mit ihrem Rat, ihrem Wissen und ihren Eindrücken hilfreich zur Seite standen, möchte ich an dieser Stelle herzlichst danken.

Mein ganz besonderer Dank für viele Anregungen, ausführliche Gespräche und großzügige Diskussionen, bei denen keine Frage zu dreist, kein Zweifel zu laut, keine Wiederholung zu töricht und zu beschämend erschien, gilt vor allem:

Frau Rotraut von Carnap
Geistheilerin und Begründerin der Gemeinschaft für Geistige Entfaltung
in 8058 Erding

Frau Irmgard Christoph
Geistheilerin und Psychologin

Frau Beryl Frei-Warburg
Geistheilerin in der Schweiz
CH-4123 Allschwil – B.L.

Madame Lucy Geminger
mediale Geistheilerin in Frankreich
F-67100 Straßburg

Frau Gabriele Maqsood
Geistheilerin sowie Diplom-Parapsychologin
und Diplom-Chirologin
in 6638 Dillingen/Saar

Frau Galina Lanskaja
Ärztin und Geistheilerin in 5000 Köln 1

Frau Dagmar Oelze
Geistheilerin in 6320 Frankfurt 80

Frau Ingeborg Wiesel
Geistheilerin in 1000 Berlin 47

sowie:

Herrn Norbert Grimme
Heilpraktiker und Geistheiler in 8390 Passau

Herrn Arno Herbert
Geistheiler und Leiter von Selbsthilfegruppen
in 8801 Colmberg

Herrn Klaus Kowalke
Heilpraktiker und Geistheiler in 2350 Neumünster

Herrn Leo Mahovsky
Heilpraktiker und Geistheiler in 7502 Malsch 1

Herrn Raimund Nikelewski
Geistheiler in 3302 Cremlingen

Herrn Rainer Schäfer
Maler und Geistheiler in 3008 Garbsen 1

Herrn Christoph Sperling
Heilpraktiker in 2300 Kiel 1

Herrn Eberhard Waldschmidt
Biochemiker, Heilpraktiker und Geistheiler
in 7834 Herbolzheim

1

Geistheilung – was ist das?

Der Begriff „Geistheilung“ entstammt der englischen Sprache. England, das uns in seiner ganzen Entwicklung bezüglich einer Anerkennung der Geistheilung um Jahre voraus ist, prägte das Schlagwort „Spirit Healing“, welches in der Folgezeit weltweit übernommen wurde. „Spirit“ steht hier für das deutsche Wort „Geist“, „Healing“ für das deutsche Wort „Heilung“.

Man könnte nun versucht sein, die tiefere Wortbedeutung der Geistheilung in einer Wiederherstellung des menschlichen Verstandes zu suchen. Aber weit gefehlt. Es geht hier vielmehr um eine Heilung aller denkbaren Krankheiten mit Hilfe der Kraft eines jenseitigen Wesens, eines Geistes. An Gespenster und Spukgestalten unserer Märchen, Sagen oder ähnlicher Überlieferungen ist dabei freilich nicht gedacht. Ihnen haftet immer etwas Schauriges, Beängstigendes und Unheimlich-Böses an. Gerade das aber sind Eigenschaften, welche in der Geistheilung nicht vorkommen. Ja, welche sogar schädlich wären und Geistheilung unmöglich machen würden.

Wie aber kommt es überhaupt zu einem Geistkontakt? Von Anbeginn allen menschlichen Lebens an gab es Menschen mit gewissen übernatürlichen Anlagen. Jedem von uns sind mehr oder minder glaubhafte Berichte über Menschen dieser Art bekannt. Bei den Naturvölkern oder bei sogenannten primitiven Kulturen führen diese Menschen bis heute ein geachtetes Dasein als Medizinmann oder Schamane. Die Geschichte, die Bibel, ja alle uralten Überlieferungen in Märchen und Sagen, selbst die heutige Presse lehren uns Beispiele genug von Menschen mit einem „heißen Draht zum Jenseits“. Weltweit gibt es gegenwärtig einige tausend von ihnen. Die meisten von ihnen haben ihre Jenseitsbeziehungen in den Dienst am kranken Mitmenschen gestellt. Sie sind es, die heute unter dem Sammelbegriff „Geistheiler“ erfaßt werden.

Unter „Geist“ verstehen die meisten Heiler die Seelen Verstorbener, welche mit Gottes Erlaubnis und Gnade zum Besten der Lebenden wirken. Ihr Einsatz wird von den Geistheilern im Sinne einer Fortbildung verstanden. Das heißt, der hilfreiche Geist erwirbt sich durch sein liebevolles Helfen eine höhere Geiststufe und rückt somit seiner Vollendung näher.

Daß hinter diesem Denken eine ganze Kette von Konsequenzen liegt, ist offenbar.

Eine dieser Konsequenzen ist der Glaube an eine Wiedergeburt, auch „Reinkarnation“ genannt. Die Theorien zu diesem Thema würden ein eigenes Buch füllen und doch nie zu einem echten Schluß führen.

Wenn jedoch ein Geistheiler sich zutiefst mit einem Geistwesen verbunden weiß und überdies sogar dessen Namen kennt, setzt dies logischerweise ein Seelenfortleben nach dem Tode voraus. Für die meisten Geistheiler stellt sich dieses Fortleben folgendermaßen dar:

Wenn der Tod eintritt, erfährt die Seele diesen Zustand zunächst schreckhaft. Sie hat kurzzeitig jede Orientierung verloren und sieht sich in ihrer Körperhaftigkeit irgendwo unter sich liegen. Sodann setzt die Erkenntnis ein, daß man nun wohl gestorben sei. Dies wird mit einer wahren Jubelstimmung angenommen.

Die erste Freude ist jedoch nicht von langer Dauer, denn mitten hinein platzt eine unmißverständliche Aufforderung durch Gott, reinen Tisch zu machen und über das gelebte Leben Rechenschaft abzulegen. In einem raschen Film spulen sich nun alle Ereignisse des Lebens vor den Augen der Seele ab und werden entsprechend bewertet. Werturteil und tiefe, schmerzliche Reue folgen dabei unmittelbar aufeinander. Eine Strafe in unserem Bibelsinn scheint es hingegen nicht zu geben.

Anschließend an dieses Stadium der Reue stellt Gott der Seele frei, wie sie ihr künftiges Fortbestehen ordnen will. Entweder hat sie die Wahl, in einem selbsterwählten Körper erneut auf die Erde zu kommen, oder aber sie darf als Geistwesen ihre irdisch erworbenen Fähigkeiten vervollkommnen und ihre Kenntnisse mit Hilfe eines eigens zu diesem Zweck durch Gott ausgewählten Mediums verwirklichen. Wie auch immer die Seele sich entscheidet, sofort tritt keiner von beiden Zuständen ein. Die Wartezeit ist oft lang. In ihr wird die eigentliche Strafe gesehen.

Alle diese Theorien sind unbeweisbar. Zumindest mit den Mitteln unbeweisbar, welche für mathematische oder naturwissenschaftliche Gesetzmäßigkeiten gelten.

Für eine stetig anwachsende Anzahl moderner Menschen von heute stellen sich diese Theorien mit allen Folgen dennoch als Tatsachen dar. Unzählige Berichte von Menschen, die klinisch tot waren und dennoch mit dem Leben davonkamen, dringen an die Öffentlichkeit. Die Bibel mit ihren Engeln und Dämonen wird als Beweismittel angeführt. Die Kette der Indizien reißt nicht ab.

Wer selbst einmal durch die Gottesgabe eines Geistheilers gesund wurde, wird gern eingestehen, daß er den Vorgang nicht mit dem Verstand durchdringen konnte. Die Tatsache der Heilung aber wird ihm für seinen Glauben an das Unsichtbare mit Sicherheit neue Impulse geben.

Ein solches Geschehen zieht seine Kreise. Der Freund, der seinen Freund als wahrheitsliebend und aufrecht kennt, wird seinen Berichten Glauben schenken, wird selbst nachdenklich werden und diesen geheimnisvollen Dingen bereitwilliger begegnen. Ein Gedanke stößt den anderen an. So ist es nicht verwunderlich, daß selbst hochgebildete, nüchtern denkende Wissenschaftler immer öfter und nachhaltiger bekennen: „Etwas ist dran an der Sache." Man weiß nur leider nicht so recht, was.

Die Erweckung des Glaubens an eine dem Menschen übergeordnete Macht, eine Harmonie zwischen Drinnen und Draußen zu erzielen, eine Heilung des Menschen im Sinne von Heiligung zu bewirken – dies sind die schönsten Wunschträume aller Geistheiler. In diesem Auftrag erfüllen sie ihren Dienst am Mitmenschen. Und es ficht sie dabei nichts an. Weder das Mißtrauen der Welt noch ihr Spott. Es muß eine unendliche Gewißheit in ihnen sein, welche ihnen die Kraft gibt, nicht aufzugeben und allen Anfeindungen zum Trotz für jeden dazusein, der an ihre Tür klopft.

„Zufälle“, sagte ein Geistheiler in einem Interview zu mir, „gibt es nicht. Wer zu mir kommt, ist mir von Gott gesandt. Und was geschieht, dient einem Zweck. Irgendwann werde ich ihn begreifen.“

An die Öffentlichkeit treten möchten die meisten Geistheiler jedoch nicht. In den zahlreichen Interviews, welche nötig waren, um dieses Buch zu erstellen, standen alle Rede und Antwort. Fast immer aber nur unter der Bedingung, weder Namen noch Anschriften zu veröffentlichen. Das Hauptargument dafür lautete: „Wer mich finden soll, wird mich finden. Ich habe eine so wundervolle Aufgabe und alle Hände voll zu tun, sie zu erfüllen. Es bleibt mir keine Zeit, Neugierige zu befriedigen.“

Zum anderen Teil aber war da die Sorge, als Scharlatan verschrien zu werden oder gemeinsam mit anderen genannt zu werden, deren Ruf schlecht ist. Hierbei ist zu bemerken, daß kaum ein Geistheiler bereit ist, über einen Kollegen auszusagen. Auch Schwarzmagier heilen, heißt es da. Aber ihre Kraft ist vom Bösen, und Böses können sie aussenden. Wehe dem, welcher sich ihm aussetzt!

Jedermann wird gut daran tun, die Motive eines Geistheilers so sorgsam wie möglich zu prüfen, ehe er sich ihm anvertraut. Nur eines ist wirklich rein: das der Nächstenliebe. Denn die Liebe gibt, ohne zu fordern.

Der schönste Grund, ungenannt zu bleiben oder doch wenigstens Nachnamen und Anschrift zu verschweigen, ist jedoch in einem Bibelzitat zu finden.

Da heißt es über Jesus, er verbot den Leuten, von seinen Heilungen zu berichten, damit Gottes Anspruch an ihn erfüllt werde. Der Anspruch nämlich, still zu wirken und kein Geschrei in den Gassen zu erheben. (Matthäus, Kapitel 12, Vers 15–21)

Geistheiler sein, heißt wirken im Geist Gottes. Dazu gehören Gehorsam und Demut. Auch – oder für viele sogar ganz besonders – gegenüber dem Gebot der Stille.

2

Wunderheilung in der Bibel

Das Wunder dünkt dem modernen Menschen grundsätzlich etwas für Spinner, Träumer und Schwärmer. Allenfalls in der Bibel erhält es seine Berechtigung, denn das Wort Gottes ist mit einem gewissen Tabu belegt, welches der Religionsgebundene im allgemeinen achtet.

Wer an Wunder glaubt, die sich heute ereignen, wer sie auch nur für möglich erachtet, muß sich belächeln lassen, vielleicht belehren. Oft wird er sogar mit seiner Meinung hinter dem Berg halten, um sich keiner Kritik auszusetzen.

Durch jahrhundertelange „Aufklärung" im Sinne des mathematisch-logischen Denkens wurde die Meinungsbildung bis in die Gegenwart geprägt.

Wo sich der „alte" Mensch eins fühlte mit der Natur und Übernatur, war der „neue" Mensch bestrebt, seine Umwelt gedanklich zu durchdringen und zu beherrschen. Nach und nach wichen Landwirtschaft und Viehzucht Technik und Industrie. Gleichzeitig zogen die leidenschaftlich erforschten Wissensgebiete von Naturwissenschaften und Mathematik einen inneren Wandel des Menschen nach sich. Der Verstand wurde zur Absolutheit erhoben. Plötzlich stand alles in Frage, was bisher erreicht worden war. Nur der logisch erbrachte, jederzeit wiederholbare und nachvollziehbare Beweis galt.

Mensch und Natur gerieten zusehends aus ihrem „alten" Bett des Wunderbar-Unbegreiflichen. Die Grenzen des Lebens schoben sich unaufhaltsam weiter hinaus. Der Verstand aber, welcher die Triebkraft dieser Entwicklung zum Fortschritt, weg vom Wunderbaren, bildete, wurde als Allmacht verherrlicht. Geheimnisse, die über das Beweisbare hinausgingen, wurden und werden geleugnet. Alles ist begreifbar, wenn nicht heute, so doch morgen; diese These kennzeichnet bis heute unsere Weltanschauung.

Auch vor der Bibel und mit ihr vor den Wunderwerken Jesu macht der Anspruch von Wissenschaft und Geschichtsforschung nicht halt.

Wohl kein zweites Buch wurde je so bis auf den letzten Buchstaben kritisch gewendet und in widersprüchlicherer Weise erforscht wie die Bibel. Ganze Scharen von Forschern widmeten sich dem Problem der Wahrheitsfindung. Ist Jesus eine geschichtliche, beweisbare Person? Sind seine Wundertaten über alle Zweifel erhaben oder nicht?

Man müßte Seiten füllen, um alle Abhandlungen zu diesem Themenkreis aufzulisten.

Allen gegenteiligen Hypothesen zum Trotz scheint sich in unserer heutigen Zeit die wissenschaftliche Meinung in zunehmendem Maße für die Bibel und deren Wahrheitsgrad zu festigen. Besonders die Zeugnisse der Evangelisten Markus, Matthäus und Lukas halten selbst der schärfsten Kritik stand. Gerade in deren Überlieferungen finden wir auch die eindrucksvollsten Berichte über Jesu Wunderwirken.

Die Mehrzahl der von Jesus bezeugten Wunder sind Heilungen Kranker und Totenerweckungen. Wir dürfen sie mit vollem Recht als Geistheilungen in ihrer vollkommensten Form ansehen.

Für unser Thema war es von allergrößter Bedeutung, Jesus als Heiler und seine Wunderheilungen nach eventuellen Gesetzmäßigkeiten abzufragen. Nach Gesetzmäßigkeiten, die in Bezug zu den Wunderheilern unserer Tage zu setzen wären. Wenden wir uns also den Berichten der Bibel im einzelnen zu.

Zu Beginn seines Wirkens in Galiläa liefert uns ein besonders eindrucksvolles Wunder einen ersten Beweis für die zweifache Heilerkraft Jesu. Zweifach, weil sie sich sowohl der Seele als auch dem Leib zuwendet.

Die Evangelisten Markus (Kapitel 2, Vers 1–12; Matthäus, Kapitel 9, Vers 1–18; Lukas, Kapitel 5, Vers 17–26), Matthäus und Lukas berichten uns in fast identischer Weise von der Heilung eines Gelähmten in der Stadt Kapernaum, wo Jesus in einem Hause seine Glaubenslehre verkündete. Da die Menschenmenge vor dem Haus kein Vordringen zu Jesus erlaubte, entschlossen sich die Angehörigen des Gelähmten zu einer außergewöhnlichen Maßnahme. Kurz entschlossen deckten sie das Dach des Hauses ab und ließen den Gelähmten auf seiner Bahre durch die entstandene Öffnung hinunter.

Als Jesus die Glaubenszuversicht der Träger und des Kranken erkannte, sprach er letzteren mit den Worten an: „Mein Sohn, deine Sünden sind dir vergeben."

Für uns ergibt sich aus dieser Lossprechung zweierlei. Zum einen ersehen wir, daß die leibliche Krankheit des Gelähmten auf einer geheimen Seelenkrankheit beruhte, welche Jesus erkannte.

Zum anderen lehrt uns das Beispiel die Sünde als Ursache dieser Seelenkrankheit kennen. Vergebung dieser krankmachenden Sünden mußte logischerweise die Seele heilen, eine gesunde Seele ebenso notwendig zu einem gesunden Körper führen.

So ist es begreiflich, daß Jesus zunächst keine Anstalten traf, eine zusätzliche Heilung des Leibes vorzunehmen.

Erst das sichere Gefühl, im Publikum nicht ernst genommen zu werden, ja, sogar auf heftige Kritik zu stoßen, veranlaßte Jesus, zur unsichtbaren Langzeitwirkung der Seelenheilung ein spektakuläreres Wunder hinzuzufügen.

Ganz bewußt wandte er sich dem Publikum zu und kündigte dieses Wunder an. Er werde es vollbringen, damit jeder wisse, „daß des Menschen Sohn Macht hat, Sünden auf Erden zu vergeben." Erst jetzt rief er dem Gelähmten seinen Heilungsbefehl zu: „Steh auf, nimm dein Bett und geh nach Hause!"

Augenblicklich gehorchte der bis dahin Gelähmte. In der Zuschauermenge aber wurde der Geist Gottes gepriesen.

In dieser Szene wurde Jesus ganz selbstverständlich mit dem Geist Gottes in Verbindung gebracht. Nicht Jesus in seiner eigenen Person galt dem Publikum als Wunderwirker. Vielmehr erkannte es den Geist Gottes, der durch Jesus offenbar wurde. Jesus also als Mittler zwischen Gott und den Menschen, begnadet von Gottes Heiligem Geist. Mit unseren heutigen Worten heißt das, Jesus wurde als Medium verstanden. Als ein Mensch also, dessen Leib von einem fremden Geistwesen quasi ausgeliehen und eine Zeitlang benutzt wurde. In diesem Falle von dem Geistwesen Gott.

Auch Jesus selbst empfand sich und sein Werk in diesem Sinne des Mittlers.

In seinen eigenen Worten klingt dies folgendermaßen: „Die Worte, die ich euch sage, habe ich nicht aus mir selbst. Der Vater, der in mir bleibt, vollbringt seine Werke.“ (Johannes, Kapitel 14, Vers 10f.)

Doch auch die Menschen zur Zeit Jesu waren Skeptiker und Zweifler, die ihren eigenen Augen und Ohren nicht trauten. Nur selten wurden Jesu Worte und Wundertaten so bereitwillig im richtigen Sinne angenommen. Weit öfter stieß er auf unverhohlene Ablehnung. Vor allem von seiten der Pharisäer, welche sich selbstgefällig als die wahren und einzigen Rechtgläubigen verstanden.

In der Mehrheit waren dies gebildete Männer, die durchaus in der Lage waren, ein X von einem U zu unterscheiden. Jedoch selbst vor ihren kritischen Augen bestanden Jesu Wunderheilungen, die sich in aller Öffentlichkeit und ohne jeden Zinnober ereigneten.

Nicht zuletzt diesen Pharisäern, Schriftgelehrten und Synagogenvorstehern galt Jesu dringlicher Appell: „Glaubt mir doch, daß ich im Vater bin und daß der Vater in mir ist; wenn nicht, glaubt wenigstens aufgrund der Werke!“ (Johannes, Kapitel 14, Vers 10ff.)

Jesu Wundertaten waren mithin als Beweis gedacht, welcher die Ungläubigen umstimmen sollte, wo Jesu Wort und Glaubenslehre allein nicht ausreichte.

So darf es nicht erstaunen, daß Jesus besonders sensationelle Wunder von langer Hand vorbereitete.

Erinnern wir uns hier der Erweckung des Lazarus (Johannes, Kapitel 11, Vers 1–45).

Lazarus stand, wie Bibelleser wissen, Jesus besonders nahe. Auch die Familie des Lazarus und Jesu Jünger wußten von dieser Freundschaft. So hatten die Schwestern des Lazarus nichts Eiligeres zu tun, als Jesus um Hilfe zu bitten, da Lazarus seit Tagen schwerkrank im Bett lag. Jesus aber kam nicht. Statt dessen richtete er den Schwestern aus: „Diese Krankheit führt nicht zum Tode. Sie dient zur Verherrlichung Gottes: Der Sohn Gottes soll durch sie verherrlicht werden."

Die Schwestern des Lazarus widmeten sich mit verstärktem Eifer der Pflege des kranken Bruders.

Niemand verstand, warum Lazarus wenig später, entgegen Jesu Vorhersagen, starb. Auch nicht die Jünger.

Diese schalten Jesus vielmehr wegen seiner vermeintlichen Säumigkeit. Er jedoch erklärte ihnen: „Lazarus ist gestorben, und ich freue mich, daß ich nicht dort war – um euretwillen, damit ihr glauben lernt."

Erst nach vier Tagen ging Jesus nach Bethanien, wo Lazarus begraben lag.

Martha, eine Schwester des Lazarus, beklagte sich bitter, daß Jesus zu spät gekommen sei. Doch dieser sprach mit Nachdruck: „Ich bin die Auferstehung und das Leben. Wer an mich glaubt, wird leben, auch wenn er stirbt; und jeder, der lebt und an mich glaubt, wird in Ewigkeit nicht sterben." Inmitten einer großen Trauergemeinde begab Jesus sich nun zum Grab des Lazarus.

Es schmerzte ihn, von allen Umstehenden und Freunden verdammt zu werden. Doch er hatte sich den großen Augenblick mit vollem Bedacht aufgespart. „Vater", sprach er, „ich weiß, daß du mich allezeit erhörst; aber um des Volkes willen, das umsteht, sag' ich's, daß sie glauben, du habest mich gesandt."

Danach blickte er sich um und rief mit lauter Stimme: „Lazarus, komm heraus!"

Und der Verstorbene kam.

Es war vollzogen, was Jesus geplant hatte. Gott selbst hatte ihn vor aller Augen als seinen Sohn bestätigt, indem er ihm Macht über Leben und Tod verlieh.

Für die Pharisäer galt dies wenig.

An der Echtheit der Wunder Jesu konnten sie nicht zweifeln. Sie lagen ja offen zutage; die Geheilten lebten unter dem Volk. Doch der Geist Gottes schien den Rechtgläubigen noch längst nicht bewiesen. Im Gegenteil. Sie sahen in Jesu Wirken Gotteslästerungen, welchen durch den Geist des Teufels Macht verliehen war.

An dieser Meinung hielten sie um so starrer fest, je heftiger Jesus gegen die Unmenschlichkeit ihrer Glaubensregeln predigte. Im Zusammenhang mit der Heiligung des Sabbat stehen zahlreiche Wunderheilungen Jesu.

Nach Auslegung der Pharisäer war das Gebot der Sabbatruhe unantastbar und absolut wirksam. Für Jesus hingegen war „der Sabbat um des Menschen willen gemacht und nicht der Mensch um des Sabbats willen". (Markus, Kapitel 2, Vers 23–28). Kein Wunder, daß die Pharisäer Jesus belauerten und Beweise gegen ihn sammelten. Beweise in dem Sinne, daß seine Macht von Satan und nicht von Gott herrührte. Die Sabbatheilungen schienen ihnen beweiskräftiger als alles andere, denn nur ein Abgesandter des Teufels konnte das Gebot Gottes brechen und den heiligen Ruhetag durch Taten schänden. Auch, wenn es sich bei diesen Taten um Akte der Nächstenliebe handelte.

Beispielsweise um die Heilung eines Mannes mit einer abgestorbenen Hand. Oder um die Heilung einer gichtgekrümmten Frau, die seit Jahren nicht aufrecht gehen konnte. Oder um die Heilung eines Blindgeborenen, welchem Jesus mit Speichel vermischte Erde auf die Augen strich mit dem Befehl, sich an einem Teich zu waschen. Auch die Heilung eines Kranken am See Bethesda und die eines Wassersüchtigen reihen sich in die Serie der Sabbatheilungen ein.

Allen diesen Wundern ist gemeinsam, daß Jesus sie voll Trauer und Zorn über die Hartherzigkeit seiner Mitmenschen vornahm. Auch hier sollte das Wunder beweisen, daß Gott auf seiten Jesu und nicht auf seiten der Pharisäer war.

Jesu Lehren blieben nicht ohne Wirkung. Sein wachsender Einfluß auf das einfache Volk, seine Eigenmächtigkeiten und Angriffe gegen die bestehende Rechts- und Gesellschaftsordnung der Pharisäer stempelten ihn zum Staatsfeind Nummer eins. Das eine oder andere Mal wurde er vor Zugriffen der Gesetzeshüter gewarnt und entzog sich ihnen durch die Flucht. Beirren in seiner Lehre ließ er sich freilich nicht.

Diese Beharrlichkeit begann auch in den Reihen der Pharisäer zu wirken. Eines Tages wurde Jesus beispielsweise von einem Synagogenvorsteher namens Jairus zu dessen Tochter gerufen. Das zwölfjährige Mädchen lag im Sterben. Gern willigte Jesus ein, Jairus zu folgen.

Unterwegs zu der kleinen Sterbenden rührte eine Kranke Jesus heimlich am Gewand an. Die bloße Berührung reichte aus, die Kranke zu heilen.

Jesus aber spürte, daß „eine Kraft von ihm gegangen" war, und sah sich im Volk nach der Geheilten um, welche ihn angefaßt hatte.

Beschämt gestand diese ein, was sie getan hatte. Jesus zürnte nicht. Er beruhigte sie vielmehr und erklärte ihr, nicht er selbst, sondern ihr Glaube an Gottes Kraft habe ihr geholfen (Lukas, Kapitel 8, Vers 40–56).

In diesem Augenblick eilte ein Bote mit der Nachricht vom Tode des kranken Mädchens herzu.

Jairus wollte in laute Klagen ausbrechen. Doch Jesus tröstete ihn mit der Bemerkung, wenn Jairus nur glauben wolle, so werde seine Tochter gesund.

Unbeirrbar glauben konnte Jairus zwar nicht, wie seine Bitte „Ich glaube. Hilf meinem Unglauben!" beweist. Doch er bemühte sich um diesen Glauben, den Jesus für einen Erfolg seiner Heilungsversuche benötigte.

Das umstehende Volk und mit ihm Jesu Jünger schauten Jesus ungläubig an.

Wie wollte er eine Tote zum Leben erwecken? Wer hätte je von einem solchen unerhörten Bestreben gehört? Voller Zorn schickte Jesus sie alle, auch die Eltern und Jünger, aus dem Sterbezimmer des Kindes.

Sodann ergriff er die Hand der Toten und rief mit lauter Stimme: „Kind, stehe auf!"

Da erhob sich das Mädchen und verlangte zu essen. Jesus aber verbot den Eltern und allen Zeugen, über diese Erwekkung zu reden.

Auf den ersten Blick erscheint es unbegreiflich, warum Jesus ein Wunder für den Glauben wirkte und zugleich um Stillschweigen bat. Doch auch hierfür gibt es in der Bibel eine Erklärung. Die Furcht, seine gottgewollte Aufgabe nicht mehr vollenden zu können, sondern vorzeitig zum Opfer der Pharisäer zu werden, beschäftigte Jesus in zunehmendem Maße.

Da seine Wunder von den Pharisäern als Beweis für einen Pakt mit dem Teufel mißdeutet wurden, schien es Jesus besser, nicht zu oft Kunde hiervon an die Ohren seiner Feinde dringen zu lassen.

Dennoch war er sich seiner Pflicht nur zu bewußt und dachte nicht daran, sich zu schonen.

„Ich muß wirken die Werke dessen, der mich gesandt hat, solange es Tag ist“, sprach er zu seinen Jüngern. „Es kommt die Nacht, da niemand wirken kann. Dieweil ich bin in der Welt, bin ich das Licht der Welt.“ (Johannes, Kapitel 9, Vers 1–12)

Trotz aller Vorsicht sprach sich Jesu Wundermacht wie ein Lauffeuer herum. Wo er ging, wo man von seinem Kommen erfuhr, lagerten sich die Kranken an seinem Weg. Sie hofften auf eine heilende Berührung durch seinen Fuß, sein Gewand, auf ein machtvolles Wort oder ein Handauflegen.

So manches Mal ermüdete Jesus und versuchte, sich den Bitten der Kranken oder den Fürbitten ihrer Angehörigen zu entziehen. Aber die vertrauensvoll und gläubig vorgetragenen, oft beharrlich wiederholten, sogar erstrittenen Bitten bewegten ihn immer wieder.

Oft bedurfte es jedoch solcher Bitten gar nicht. Wo Jammer und Schmerz über alle Worte hinausgingen, handelte Jesus aus reinem Mitleid, ohne die geringste Aufforderung von außen. So erweckte er beispielsweise den Jüngling von Nain, welcher von seiner Mutter zu Grabe getragen wurde, vom Tode, einzig, weil ihn die Tränen der Mutter zutiefst rührten. Ein andermal heilte er einen Aussätzigen, dessen offensichtliche Not ihn „jammerte“.

Es kann nicht Aufgabe des Buches sein, auf alle Wundertaten Jesu einzugehen. Es soll genügen, nur diejenigen zu erwähnen, welche am aussagefähigsten geschildert wurden. Befragen wir nun diese Schilderungen nach Einzelheiten! Jesus heilte:

1. durch Handauflegen;
2. durch Ergreifen und Festhalten der Hand eines Kranken oder Toten;
3. durch Fremdberührungen an seinem Gewand;
4. durch Berührungen seiner Füße;

5. durch Vermengen seines Speichels mit Erde, welches Gemisch als eine Art Pflaster wirkte.

Jesus sprach bei seinen Heilwundern:

1. eine Art Gebet zur inneren Sammlung zu Beginn einer Totenerweckung;
2. knappe, sehr genaue Anweisungen im Befehlston. Diese Anweisungen richteten sich an den Kranken oder Toten, wobei dessen Name oder Gattung (Kind, Frau usw.) namentlich genannt wurde.
   Ebenso richteten sich diese Anweisungen aber auch an einzelne Organe, die zusätzlich mit der Hand berührt wurden (Ohren, Augen, Zunge).
   Außerdem richteten sie sich an Dämonen, Teufel und böse Geister, von welchen Geist und/oder Körper eines Kranken besessen war. Hier ist auffällig, daß die beschworenen Geister Jesus spontan als Sohn Gottes erkannten und anerkannten, ja, ihn sogar um eine milde Strafe statt sofortiger Vernichtung baten.
3. Alle Befehle wurden mit lauter, klarer Stimme gesprochen.

Jesus erlöste:

1. von seelischen Krankheiten, welche durch Schuld und Sünde verursacht wurden;
2. von dämonischen Krankheiten, welche von bösen Geistern verursacht wurden (hierzu gehörten: Mondsüchtigkeit, Epilepsie, Wahnsinn, Gicht und Aussatz);
3. von körperlichen Mängeln aller Art (Lähmung, steife Gliedmaßen, Blindheit, Taubheit usw.).

Bedingung für das Wirken von Jesu Heilkraft:

1. Glauben an Gottes Allmacht und Jesu Mittlertum. Es genügte jedoch schon, sich um einen festen Glauben zu bemühen.
2. Bitte eines Kranken um Heilung.
3. Fürbitte für einen Kranken.
4. Wortloses Leid an Stelle einer Fürbitte.

Von Anfang an war Jesus von der Notwendigkeit seines frühen Leidenstodes überzeugt.

Vollbrachte er in Gottes Namen Wunder für die Pharisäer und rechtgläubigen Juden, so vollbrachte er sie nicht minder für seine Jünger.

Ihre Zweifel an Jesu gottgewollter Macht sind in der Bibel immer wieder belegt.

Diese Zweifel auszulöschen und in Glauben zu verwandeln, galt Jesu ganzes Bestreben. Sollten doch diese Jünger seine Nachfolge antreten und seine Glaubenslehre über die ganze Welt verbreiten. „Ich gehe zum Vater“, ließ er sie eines Tages wissen. „Der Beistand aber, der Heilige Geist, den der Vater in meinem Namen senden wird, der wird euch alles lehren und euch an alles erinnern, was ich euch gesagt habe.“ (Johannes, Kapitel 14, Vers 10–12 und 26). Denn : „Wer an mich glaubt, wird die Werke, die ich vollbringe, auch vollbringen.“

Waren Jesu Jünger vor seinem Tode anscheinend im Glauben gefestigt, so erwies sich das Gegenteil, als er starb. Sein Kreuzestod kam für alle unerwartet und enttäuschte zutiefst. Niemand begriff, warum er nicht vom Kreuz gestiegen war und, als letzten, allerhöchsten Beweis seiner Verbundenheit mit Gott, seine Richter gerichtet hatte.

Erst Jesu Auferstehung und mehrfaches Erscheinen vor Fremden und Freunden brachte mit der Pfingstpredigt die endgültige Wende.

Wie endgültig diese Wende zum unerschütterlichen Glauben war, zeigt sich auf doppelte Weise.

Zum einen war der Missionsbefehl Jesu letzte irdische Amtshandlung zu dieser Zeit. Von da an, heißt es in der Bibel, wurde Jesus endgültig an Gottes Rechte zurückberufen. Zum anderen liefern die Jünger selbst den Beweis. Sie erhielten „Kraft aus der Höhe“ (Lukas, Kapitel 24, Vers 49), welche sie befähigte, Jesu Missionsbefehl zu erfüllen, sogar angesichts des sicheren gewaltsamen Todes. Mit Freimut und Opferbereitschaft verkündeten sie ihren Glauben weit über Israel hinaus. „Der Herr aber“, läßt uns die Bibel wissen, „wirkte mit ihnen und bekräftigte das Wort durch mitfolgende Zeichen.“ (Markus, Kapitel 16, Vers 19–20)

„Die Zeichen aber", heißt es weiter, „die denen folgen, die glauben, sind:

in meinem Namen werden sie Teufel austreiben,
mit neuen Zungen reden,
Schlangen vertreiben;

und so sie etwas Tödliches trinken, wird's ihnen nicht schaden; auf die Kranken werden sie die Hände legen, und sie werden gesunden." (Markus, Kapitel 16, Vers 17–18)

In der Tat führt die Bibel nach Jesu Himmelsentrückung eine ganze Reihe von Wunderheilungen an, welche durch die missionierenden Apostel bewirkt wurden.

So lesen wir von Totenerweckungen (Apostelgeschichte, Kapitel 20, Vers 9–12; Kapitel 9, Vers 32–43), Heilungen Gelähmter, Seuchenbereinigung, Geisteraustreibungen und ähnlichem mehr. Die Mittel, derer sich die Apostel dabei bedienten, waren in der Hauptsache Handauflegen, verbunden mit Gebeten und der Anrufung des Namens Jesu als ihrem Helfer.

Getreu dem Vorbild Jesu wurde auch von ihnen ein klarer Heilungsbefehl ausgesprochen, welcher genaueste Anweisungen an das erkrankte Organ sowie den betroffenen Menschen enthielt.

Doch auch Gegenstände, welche mit dem Körper der Apostel in direkter Berührung standen, strahlten Heilkraft aus. So lesen wir von Schweißtüchlein und Binden sowie dem Gewand der Apostel, welche den Kranken zur Heilung aufgelegt wurden. Im modernen Wortgebrauch ist hier also von Fernheilungen die Rede.

Ja, sogar der Schattenwurf der Apostel reichte aus, um Krankheiten zu heilen und böse Geister zu vertreiben.

Daß diese Erscheinungen und Wunder nicht mit dem Tod der Apostel enden und aus der Welt verschwinden, verhieß Jesus mehrmals.

Am eindringlichsten aber wohl in den Worten: „Wer an mich glaubt, wird die Werke, die ich tue, auch erfüllen … Denn wenn ihr in meinem Namen um etwas bittet, werde ich es tun."

Das heißt, solange der Glaube an Jesus als Sohn Gottes besteht und erfüllt wird, werden Wunderheilungen und Wunder anderer Art geschehen. Sie gehören als sichtbarer Beweis und Bestätigung des göttlichen Geistes zur Lehre Jesu.

Es liegt an jedem einzelnen von uns, diese Wunder zu erkennen, zu erfahren, zu würdigen und anzunehmen. Ohne eine gewisse religiöse Grundhaltung gelingt dies nicht. Für den absolut Ungläubigen, der mit rein wissenschaftlichen Überlegungen ausgestattet und erprobten Methoden versehen ist, gibt es kein Wunder. Dieser wird allein den außerordentlichen Charakter eines derartigen Ereignisses feststellen und sachlich bewerten.

Dabei muß und wird er notwendigerweise zu der Erkenntnis gelangen, daß hier der Wissenschaft Grenzen gesetzt sind. Zumindest noch. Grenzen, an deren Überwindung jedoch mit verstärktem Eifer gearbeitet wird.

So wurden beispielsweise in Lourdes, wo die Serie der Wunderheilungen nicht abreißt, ärztliche Kontrolleinrichtungen geschaffen. Sie sollen mit allen Mitteln der modernen Medizin prüfen, auf welche Weise eine überraschende Heilung erfolgte.

Wer indes die Grenzen seiner Vernunft und seines Verstandes zugleich auch für die Grenzen der einzig möglichen Wirklichkeit hält, beraubt sich selbst. Die kritische Bildung des Verstandes sollte eine innere, eine seelische Offenheit für das Übernatürliche und Unbegreifliche nicht ausschließen. Wie gefährdet und verarmt der rein rational und logisch Denkende sein kann, bekräftigte Jesus selbst, als er die „Kleinen und Unmündigen im Geiste" vor den „Weisen und Klugen" selig pries. Vor denen nämlich, deren eigene Erkenntnisfähigkeit den Rahmen allen Seins bestimmt.

3

Geistheilen in Magie und Glauben

Die Erforschung der krankheitserregenden Ursachen (Pathogenese) brachte der Heilkunde in den letzten Jahrzehnten eindeutige Ergebnisse über bis dahin nur vermutete Zusammenhänge zwischen leiblicher und seelischer Erkrankung. Es ist als erwiesen anzusehen, daß Krankheit den Menschen als Ganzes betrifft.

Ein körperliches Gebrechen ist also im direkten Umfeld des Erkrankten oder Erkrankenden verwurzelt. So können unverarbeitete seelische Kämpfe und Kränkungen Auslöser äußerlich sichtbarer Krankheiten werden. Aber auch krankhafte Veränderungen innerer Organe gehen mit seelischen Problemen Hand in Hand.

Die moderne Forschung hat mit ihren Mitteln bewiesen, was Jesus längst wußte, als er dem Gelähmten in Kapernaum seine Sünden vergab, um dessen leibliche Krankheit zu heilen: Der Mensch lebt aus der psycho-physischen Einheit der Person heraus. Und nur in dieser Einheit ist er zu retten, zu heilen.

Um diesem Anspruch gerecht zu werden, teilte der Mediziner Arthur Jores Krankheiten und deren Heilmethoden grundsätzlich ein in:

1. naturwissenschaftlich begründete (pragmatische)
2. magische
3. psychotherapeutische

Alle drei Methoden und Arten wollte er gleichberechtigt neben- und miteinander angewandt wissen.

Dies setzt jedoch eine Bereitschaft des jeweils behandelnden Arztes zu magischen Erfahrungen voraus. Eine Bereitschaft also, die bis heute nicht selbstverständlich ist. Auch nicht im

Zuge der Ganzheitsmedizin, welche in zunehmendem Maße Anerkennung findet. Jener Ganzheitsmedizin, welche Leib und Seele in ursächlicher Wechselwirkung verbindet.

Hier, genau in diesem Fehlbereich zwischen traditionell ausgebildetem und behandelndem Mediziner und Patient, setzt das Wirken des Geist- und Wunderheilers an.

Heiler dieser Art gab es seit Menschengedenken.

Früher hießen sie Medizinmann, Schamane, Magier. In zahlreichen sogenannt primitiven Kulturen heißen sie heute noch so. Ihnen allen gemeinsam ist eine geheime, dem Verstand nicht faßbare, offensichtlich angeborene und durch Erfahrung erweiterte innere Kraft. Diese Kraft steht im Zeichen der Magie, welche ihre höchste Vollendung in Gott und Gottes Geist findet.

In jedem Menschen ist eine magische Kraft lebendig. Oder, um es im religiösen Sprachgebrauch auszudrücken, der Geist Gottes. Wie bewußt diese Kraft empfunden wird, bleibt jedoch sehr unterschiedlich. Der eine vermag Heilkräfte aus ihr freizusetzen, der andere spürt nur in Ahnungen ein Geheimnis hinter den Dingen. Wieder ein anderer betäubt sogar diese Ahnungen ganz durch die vermeintliche Absolutheit seines Denkens.

Die magische Kraft ist einer der menschlichen Archetypen. Unter einem Archetypus versteht man die ererbte Struktur der Seele, welche sich aus Urerfahrungen der Menschheit gebildet haben und nie zu vernichten sind. Diese Strukturen wirken vergleichbar dem Instinkt, welcher im Tier stark ausgeprägt ist, im Menschen jedoch zusehends verkümmert.

Bedeutsam sind die verschiedenen Archetypen unserer Seele, weil auf ihnen Motive zu bestimmten Verhaltensweisen beruhen.

So gibt es den Archetypus, also das seelische Urbild, Gottes in uns, ebenso das der Mutter, des Vaters, des Kindes, des Heilers sowie das der Heilserwartung durch göttliche Kraft. Der Archetypus des Glaubens liegt in der Magie verborgen. Die Verbundenheit der geschichtlichen Herkunft zwischen Magie und unserem Gottglauben ist unbestritten.

Jede Form des Gottglaubens geht auf das Urbild Gottes in der Menschheit und den Archetypus der Magie zurück.

Der Medizinmann oder Magier der Vorzeit und der bis heute existierenden primitiven Kulturen dieser Welt fühlte in sich ein intensives Kraftfeld, welches ihn mit dem allesbeherrschenden Geist seiner angebeteten Gottheit verband. Die Heilserwartung des Kranken öffnete ihn dem Kraftfeld des Magiers. In demselben Maße, wie der Kranke bereit war, dieses Kraftfeld anzunehmen, konnte eine Heilung gelingen. Immer vorausgesetzt, das Kraftfeld des Magiers war tatsächlich vorhanden und nicht erfunden.

Dieses Kraftfeld göttlichen Ursprungs erhielt in der melanesischen Sprache den Namen „Mana“; eine Bezeichnung, die bis heute gültig ist. Bei den Indern wird sie „prana“ genannt. Der Glaube an Mana, an die heilige Kraft eines göttlichen Geistes, existierte also längst, ehe Jesus Gottes Wort erneuerte. Wenn wir heute den Heiligen Geist in einem Atemzug mit Gott und Jesus Christus nennen, haben wir darin letztendlich den Begriff des Mana eingeschlossen.

Der historische Ursprung des Wortfeldes Magie geht auf einen altpersischen Priesterstamm zurück. Diesem war die Kunst des Heilens, Dämonenaustreibens und Zaubers vorbehalten. Als „ars magica“ ist dieselbe Magie in der gesamten Antike bekannt gewesen.

Erst im Mittelalter spaltete sich der Begriff der Magie in zwei Herkunftslager. In die sogenannte schwarze Magie, die angeblich vom Teufel beeinflußt war, und die weiße Magie mit ihrer Herleitung von Gott.

Diese Doppelgesichtigkeit erklärt sich aus dem Zeitgeist des gesamten Mittelalters. Jeder Lebensbereich wurde in Gut und Böse unterteilt. Die Angst vor dem Weltuntergang und Höchstem Gericht bestimmte das Denken. Reine Freude und positive Erwartung vergingen vor dem Bewußtsein der Ursünde des Menschen.

Unter dem Einfluß der immer umfassender wirksamen Naturwissenschaften und Erkenntnissen der Philosophie geriet die Magie schließlich vollends auf Abwege. Sie wurde zu billiger, unterhaltender Kunstfertigkeit herabgewürdigt. Die ursprüngliche tiefe Bedeutung geriet in Vergessenheit. Bis heute haftet dem Wort Magie etwas Negatives, ja Lächerliches an.

Der Magier ist gleichbedeutend mit einem Taschenspieler und Zauberkünstler.

Was Wunder also, daß sich der heutige Mana-Träger ganz bewußt von jedem Verdacht des Zauberers fernhalten will und sich selbst am liebsten als „Heiler“ bezeichnet.

Wie stark indessen der Einfluß der magischen Urkraft auf den Menschen ist, beweist das Beispiel der Placebo-Versuche.

Placebo stammt aus der lateinischen Sprache und bedeutet soviel wie: Ich werde gefallen. Mit anderen Worten, Placebo-Versuche legen jemanden herein. In diesem Fall einen bzw. zahlreiche Patienten in den USA.

Diese Patienten bekamen nämlich statt eines erwarteten, hochwirksamen Medikamentes einen völlig wirkungslosen Ersatzstoff. Dieser war äußerlich nicht von der erwarteten Medizin zu unterscheiden.

Obwohl in Wahrheit keine medizinische Hilfe erfolgt war, genasen fast die Hälfte der Testpatienten. Jene Testpatienten nämlich, welche mit Hilfe ihrer magischen Kraft Funktionen ihres Körpers bewegt hatten.

„Überall, wo wir in die Sphäre des Archetypischen eintreten, können wir synchronistische (d. h. Natürliches und Übernatürliches verbindende; Anm. des Verf.) Ereignisse, wie sie bei Gläubigen und Ungläubigen stattfinden, mit einer gewissen Wahrscheinlichkeit erwarten“, schreibt Prof. Dr. C. G. Jung zum Thema Heilwunder. Trotz oder gerade wegen der verstandesmäßig abgelehnten tieferen Wirklichkeit hinter der Naturordnung baut sich die Sphäre des Archetypischen erstaunlicherweise in Menschen aus Hochkulturen besonders stark auf.

Die Abspaltung von der Natur, wie auch der Verlust von Großgemeinschaften wie Familie oder Kirchengemeinde setzen eine heftige Sehnsucht nach Veränderung der Wirklichkeit frei. Immer wieder sind dergleichen Aufbruchsversuche „zurück zu den Quellen“, zu den Ursprüngen in der Geschichte zu verfolgen.

Das Unterbewußtsein, der Archetypus vom heilen Menschen in einer heilen Umwelt, scheint sich aufzulehnen, sobald dieses Heilsein zerbricht.

Nie sind Menschen aufnahmebereiter für das Wunder, nie erwarten sie es ungeduldiger als in einer derartigen Aufbruchsstimmung.

Auch der heutige Mensch lebt in einer vergleichbaren Situation.

Das Bewußtsein einer bedrohlich nahen Umweltkatastrophe geht mit dem Gefühl einher, die Zukunft nicht mehr im Griff zu haben. Man sieht sich ausgeliefert an Gefahren durch einen Atomkrieg, an Krankheiten, die scheinbar über Nacht zu Seuchen werden, an andere, die trotz allen Fortschrittes nicht heilbar sind. Hinzu kommt die nicht zu leugnende Vereinsamung des einzelnen im Getriebe der Zeit und der Notwendigkeit, sein Geld zu verdienen, egal wo.

Hilfe muß kommen. Doch woher?

Technik und Fortschritt erscheinen plötzlich in einem düsteren Licht. Sind sie es nicht, die die Welt gefährden? Sollte nicht ein Weniger von beidem ein Mehr an Lebensqualität bedeuten? Weniger Fortschritt aber bedeutet zugleich ein Sichbesinnen auf die alten Werte. Auf Natur mit allem, was aus ihr kommt. Und auf den Menschen in seinem untrennbaren Zusammenhang mit dieser Natur.

Daß der Untergang der Menschheit vorprogrammiert scheint, sobald sie sich aus diesem Zusammenhang ablöst, setzt sich als die Lebenserfahrung unseres Zeitalters durch. Die Erde gewinnt ihren Stellenwert als Gesamtschöpfung zurück. Als Gesamtschöpfung, welche Schöpfer und Geist voraussetzt. Das Wunder rückt automatisch ins Blickfeld.

Der Arzt mit klassisch-schulmedizinischer Ausbildung bietet seinem Patienten in der Regel kein Wunder. Er versucht, Krankheiten mit rational, das heißt verstandesmäßig erfaßbaren und erlernbaren Mitteln zu heilen.

Für den Menschen in seiner Ganzheit aus Leib und Seele, in seinem problematischen Lebensbereich, bleiben dem meist hoffnungslos überlasteten Schulmediziner mit vollem Wartezimmer kaum Zeit und Muße.

Der Geist- oder Wunderheiler stößt exakt in diesen Schwachpunkt der gestörten zwischenmenschlichen Beziehung zwischen Schulmediziner und Patienten vor.

Der Kranke, der zu ihm kommt, unterstellt ihm außergewöhnliche Kräfte. Allein dieses positive Vorurteil befähigt den Kranken zu einer gläubigen Erwartung. Zu eben derselben Erwartung, welche wir bereits eingangs als einen der Archetypen der menschlichen Seele kennengelernt haben. Genau wie zu Urzeiten kann sich aufgrund dieser Erwartungshaltung das „Mana", die magische Kraft, des Geistheilers auf seinen Patienten übertragen. Immer vorausgesetzt, es liegt in der Absicht des Kraftspenders, kann sich durch die Hand des Geistheilers Heilung vollziehen. Eine Heilung, die vielleicht ein Wunder ist.

4

Berühmte Geistheiler des Altertums und deren Auswirkungen auf die Moderne

Die Suche nach magischen Heilern im Altertum führt in die frühen Hochkulturen Ägyptens und Mesopotamiens. Dank der in beiden Ländern etwa im 3. Jahrhundert vor Christus entwickelten Schriftzeichen sind uns zahlreiche Zeugnisse aus jener Zeit erhalten.

Das Wasser wurde für beide Völker zum Träger ihrer Hochkultur, indem es ihnen ein relativ sorgloses und üppiges Leben bescherte. Wie der Nil in Ägypten, garantierten die Ströme Euphrat und Tigris die Fruchtbarkeit des Landes in Mesopotamien.

Trotz teils erheblicher Unterschiede in Kunstauffassung und Religion, wie auch im Staats- und Rechtswesen, entwickelten sich die Kulturen Ägyptens und des Zweistromlandes Mesopotamien ähnlich.

Feuersteinfunde, Pfeilspitzen und Faustkeile beweisen, daß Ägypten lange Jahrtausende vor der Gründung der sogenannten 1. Dynastie im Jahre 3000 vor Christus bereits bewohnt war. Der Nil füllte zu damaliger Zeit noch das gesamte Niltal aus. Erst zu Beginn der Jungsteinzeit erreichte der Nil sein heutiges Bett. Ackerbau und Viehzucht lösten in Ägypten die Lebensform des nomadisierenden Jägers und Sammlers ab. Töpfer- und Webkunst sowie die künstlerische Bearbeitung des Feuersteins erreichten höchste Vollendung.

Die Epoche von 2850 bis 2190 vor Christus wurde das „Alte Reich“ genannt. Die Cheopspyramide bei Gizeh ist eines der berühmtesten Überbleibsel jener Zeit. Jedoch erst zwischen 1570 bis etwa 1085 vor Christus erreichten Macht und Ansehen

Ägyptens ihren Höhepunkt, ehe mit der Eroberung durch Alexander den Großen der Verfall kam.

Bei Ausgrabungsarbeiten fiel einem Entdecker namens Edwin Smith eine uralte Schriftrolle in die Hände. Diese Schriftrolle wurde unter dem Namen „Papyrus Edwin Smith“ berühmt. Dahinter verbirgt sich eine Art chirurgisches Lehrbuch, welches altägyptische Magier für sich selbst und ihre Nachfolger anlegten. Wir erfahren daraus zahlreiche Einzelheiten über die Heilkunst damaliger Zeit. Da gab es sowohl rein magische als auch magisch-religiöse und nicht zuletzt Heilmethoden, welche auf einem Lerneffekt beruhten.

Das Grundprinzip der Heilkunst lag zunächst einmal darin, daß der Patient die freie Wahl der Mittel hatte. Das heißt, er konnte selbst entscheiden, ob er sich einem Arzt mit naturwissenschaftlichen Erfahrungen, einem Priester oder einem Magier anvertrauen wollte.

In diesem Punkt sind uns die alten Ägypter bis heute überlegen, denn eine solche freie Wahl der Mittel gibt es bei uns von Gesetzes wegen nicht. Fragt sich nur, mit welchem Recht sich der Gesetzgeber der Neuzeit anmaßt, seine Bürger für unmündiger zu erklären, als dies selbst die Menschen vor dreitausend Jahren waren. Doch zurück zum Thema.

Die Vielfalt religiös-magischer Heilverfahren der Antike war vom Glauben der Ägypter nicht zu trennen. Man glaubte an Götter, verehrte Tote. Götter wie auch Tote hatten Macht über den Menschen. Also war es wichtig, den Göttern zu huldigen und die Toten zu umhegen. Man denke hier nur an Pyramiden als Grabstätten, an die Kunst der Mumifizierung und an die unvorstellbaren Schätze als Grabbeigaben.

Doch auch die Götter mußten ins tägliche Leben eingeschlossen werden. Tempel erhoben sich an den schönsten Punkten des Landes. In jedem Haus gab es einen Altar mit Öllampe. Ganze Gebetsrollen wurden bei Ausgrabungen gefunden, die auf einen wahren Reichtum an religiösen Betritualen schließen lassen.

Im Krankheitsfall empfand der Mensch des alten Ägyptens diese enge Verbundenheit mit seinen Göttern und Toten als gestört beziehungsweise als sogar zerstört.

Zur Strafe hatten die Schattenwesen Dämonen über den Menschen gesandt, welche seine Seele besetzten.

Nur mit Hilfe von Zaubersprüchen und Beschwörungsritualen konnte es vielleicht gelingen, die Erzürnten zu besänftigen und die Dämonen auszutreiben. Diese Dämonen des alten Ägyptens blieben namenlos. Da sie „die Nase hinten und das Gesicht verkehrt herum“ trugen, konnte niemand den Namen des Geistes herausfinden. Nur mit List und Tücke waren diese Namenlosen zu vertreiben. Niemand schien dafür besser geeignet als der Priester. Er wußte am besten, welche Gottheit für welches Einzelteil des menschlichen Körpers zuständig war.

Die Einteilung des Körpers in mindestens sechsunddreißig Einzelteile geht aus einem Papyrus mit dem Titel „Zaubersprüche für Mutter und Kind“ hervor.

Bei allen Beschwörungsformeln war es wichtig, bestimmte Rituale zu beachten. Priester sollten dabei „einen Stab halten“ und „in feines Leinen gekleidet sein“. Auch mußten sie frisch gewaschen und rasiert sein. Vor allem aber durften sie eine gewisse Zeit vorher keinen Geschlechtsverkehr gehabt haben.

Handauflegen, beschwörendes Armeaufheben und das Verleihen von Amuletten oder Talismanen sollten die Beschwörungsformeln unterstützen. Auch Knotenschnüre dienten diesem Zweck. Die magischen Zahlen Vier und Sieben wurden als Knoten geknüpft. Sie galten als Glücksbringer, die Krankheiten abwenden und Heilung bringen konnten.

Eine Art inneres Amulett war die Einnahme einer Arznei. Diese bestand zumeist aus pflanzlichen Stoffen mit bekanntermaßen Heilwirkung sowie einem Trägermaterial wie Honig oder Knoblauch.

Die Herstellung jener Arznei oblag einem Heilkundigen, welcher über in langen Jahren erworbene oder von einem Lehrer ererbte Kenntnisse verfügte. In ihm müssen wir einen Vorläufer unseres Apothekers und auch unseres Schulmediziners sehen.

Am Hof des Pharao – gleich welchen Namens – lebte jederzeit eine Schar priesterlicher Zauberer, welche ihm mit Magie und Sterndeuten die Regierung erleichtern sollten. Unter ihnen gab es zwei mit Namen Jannes und Jambres, welche etwa zur Zeit des biblischen Mose für ihre Zeichen und Wunder berühmt waren.

Die von ihnen ausgeübte Kunst wurde weit über die Landesgrenzen hinaus unter dem Begriff „Magie“ berühmt und ging später als sogenannte ars magica in die Geschichte ein.

Die Entwicklung Mesopotamiens, dem Zweistromland zwischen Tigris und Euphrat, ging in ähnlicher Weise voran wie in Ägypten.

Um 3000 vor Christus war das Land von dem Volk der Sumerer bewohnt, deren Herkunft und Abstammung bis heute ungeklärt ist. Gewiß ist allerdings die ungewöhnlich hoch stehende Kultur der Sumerer.

Schon früh entwickelten sie Schriftzeichen, welche sich nach Silben ordneten. Für jede Silbe gab es somit ein eigenes Zeichen, so daß eine Art Silbenalphabet entstand. Mit Hilfe eines Griffels wurden diese Zeichen in Tontafeln geritzt. Dieselben brannte man oder ließ sie an der Luft trocknen.

Eine der größten und machtvollsten Städte im alten Mesopotamien war die Stadt Ur im Mündungsgebiet des Euphrat. Anderthalb Jahrhunderte währte die Machtposition der Stadt, bis sie schließlich dem Ansturm der Akkader aus dem Zagros-Gebirge unterlag. Aus Ur kommen die meisten Überlieferungen Mesopotamiens. Ausgrabungen brachten sie zutage.

Vieles aus mesopotamischem Erbe hat sich bis heute im Gedankengut unserer Zeit erhalten. Zum Beispiel die Siebentagewoche, juristische Grundsätze, astronomische Erkenntnisse und die Zahleneinheit 60. Noch immer hat ja die Stunde 60 Minuten, die Minute 60 Sekunden, wird der Kreis in 6mal 60 Gradeinheiten unterteilt.

Der weitaus größte Teil heutiger Kenntnisse mesopotamischen Wissens beruht auf der Entzifferung von Tontafeln, welche bei zahlreichen Ausgrabungen gefunden wurden. Dem umfangreichsten Fundgebiet entstammt eine einzigartige Bibliothek, welche von König Assurbanipal zwischen 668 und 626 vor Christus in seiner prächtigen Hauptstadt Ninive angelegt wurde. Für unser Thema sind die Überlieferungen der Heilkunde von größter Bedeutung.

Diese Heilkunde lebte aus ihrer magisch-religiösen Grundidee heraus. Priester beobachteten von den höchsten Türmen des Landes aus den Sternenhimmel. Aus dem Lauf der Gestirne, aus Mond- und Sonnenfinsternissen oder dem Erscheinen von Kometen lasen sie die Absichten ihrer Götter heraus, Krankheiten, Seuchen oder Kriege zu senden.

Die später aus diesen Anfängen der Sterndeuterei entstandenen Astrologielehren verbreiteten darüber hinaus den Trugschluß, auch das einzelne Menschenschicksal sei abhängig vom Stand der Gestirne am Tag seiner Geburt. Wie langlebig dieser dem alten Mesopotamien entstammende Aberglaube ist, ersehen wir täglich aus den Horoskopspalten der modernen Regenbogenpresse sowie einschlägigen Rundfunk- und Fernsehserien oder dem Buchmarkt.

Nicht nur die Sterne gaben den Priestern Mesopotamiens Aufschluß über Krankheiten und Tod. Auch die Innereien von Opfertieren ließen dergleichen Rückschlüsse zu. Vornehmlich die sogenannte Leberbeschau galt als aussagefähig, wie wir aus den Tontafeln König Assurbanipals erfahren.

Kamen nun zu den Vorzeichen von Sternen und Innereienschau noch Ereignisse hinzu, welche dem heilkundigen Priester auf dem Weg zum Haus der Kranken widerfuhren, war die Diagnose seiner Krankheit komplett.

Auf den Tontafeln der Bibliothek König Assurbanipals wurde eine Art Lehrbuch über die Bedeutung dergleichen Ereignisse am Wege gefunden. Darin ist zum Beispiel von einem schwarzen Hund als Todesboten die Rede, von einem Genesung bringenden weißen Schwein, von einer Taube, welche die Seele des Toten mit sich nimmt, von einer Schlange oder einem Skorpion, welche Gesundheit verheißen. Immer aber galt Erkrankung als Zeichen einer Sünde, mit der sich der Kranke beladen haben mußte. Nicht ohne tieferen Sinn bedeutet das assyrische Wort für Krankheit (shêrtu) zugleich Leiden und Sünde.

Die Götter straften den Menschen, der ihnen nicht diente oder durch eine sündhafte Handlung die Mißachtung göttlicher Befehle bewies, mit Krankheit.

Die mesopotamischen Heilpriester sahen daher keinen Anreiz in der Heilung einer Krankheit mittels einer Medizin im heutigen Wortverständnis. Nur Magie konnte helfen, denn nur mit den Mitteln der Magie gelang es, Kontakt zu den Göttern aufzunehmen.

Schutzherr aller Heilpriester im sumerischen Mesopotamien war Ea, oberster Heilgott, zugleich Gott der Gewässer und der Weisheit. Sein Sohn Marduk galt sowohl als ein dem Meer entstiegender Sonnengott wie auch als Herrscher über alle Dämonen und Geister.

Dem Sohn Marduks und Enkels Eas wiederum, Nabu, wurde allergrößte Verehrung als Begründer der Wissenschaften und der Schulmedizin gezollt. Ihm war ein Tempel in Borsippa geweiht, dem eine Schule für Heilpriester unterstand.

Zu diesen drei obersten Heilgöttern gesellte sich eine Vielzahl weniger bedeutender Nebengötter. Gula zum Beispiel, die Göttin der Heilkräuter und Gifte, heilte Kranke durch Handauflegen und war zugleich bekannt für die Kunst, Tote zu erwecken.

Die von den Göttern ausgesandten Krankheiten bemächtigten sich des Menschen in Dämonengestalt. Die Berührung eines Kranken war darum in rein geistigem Sinne bedrohlich, denn Dämonen wurde eine ungeheure Strahlkraft zugeschrieben. Nur der Magier galt als stark und mächtig genug, der Kraft der Dämonen zu widerstehen.

Die Hauptaufgabe des mesopotamischen Heilpriesters war es, die Art der Krankheit beziehungsweise die Art des Krankheit auslösenden Dämons zu erkennen.

Da gab es Geister von Toten, die einen neuen Körper suchten. Oder die Gruppe von Dämonen, welche von einem menschlichen Vater und einer Dämonenmutter abstammten oder umgekehrt. Eine weitere Art Dämonen waren die echten Teufel. Ursprünglich Göttergestalten, taten sie nun mehr Böses und wurden aus dem Himmel der Götter verbannt. Auch die Geister der sogenannten Bösen Sieben wurden gefürchtet, welche als Drachen oder Wirbelstürme aufzutreten pflegten oder aber arglose Wanderer überfielen.

Henry E. Sigerist schreibt in seinem Buch über die Anfänge der Medizin, daß der Vorzeichen- oder Aberglaube nicht grundsätzlich ohne echten, greifbaren Hintersinn ist. So erwähnt er die Beobachtung, daß eine Katze stets auf dem Ohr schlafe, wenn der Luftdruck gefallen sei. Rückschlüsse daraus etwa auf Kreislaufprobleme eines Patienten sind also durchaus logisch und berechtigt. Zugleich aber sind sie dem Patienten selbst absolut geheimnisvoll und nicht zu ergründen.

Die Behandlungsmethoden der Heilpriester setzten voraus, daß der Kranke sein sündhaftes Verhalten erkannte, bereute und sühnte. Die in seinem Körper eingenisteten Dämonen mußten mit Beschwörungsformeln ausgetrieben werden. Bei Kopfschmerz beispielsweise wurde ein Schweinekopf geopfert. Ein Schweinebauch war angebracht, wenn der Patient an Leibschmerzen litt.

Behandlungsmethoden dieser Art werden unter dem Oberbegriff der „sympathischen Magie" geführt.

Um „imitierende Magie" hingegen handelte es sich, wenn der Heilpriester Nachbildungen der den Kranken quälenden Dämonen formte und verbrannte.

Eine der wichtigsten und unverzichtbarsten Heilanwendungen war jedoch das Handauflegen. Die Berührung des Kranken sollte diesem magische Kraft vermitteln, wobei dem Heilpriester ein gütiger Geist oder auch Schutzgeist zur Seite stehen sollte.

Mehr und mehr gewann neben den rein magischen Methoden die Anwendung von Heilkräutern, Pflanzenwickeln und Aderlässen Bedeutung. Der Heilpriester bekam Konkurrenz durch den Priesterarzt, welcher im Laufe der Zeit gänzlich auf sein Priesteramt verzichtete.

Wie bedeutsam und gefährlich zugleich der Beruf des Heilpriesters war, geht aus Tontafeln hervor, welche aus der Zeit des Königs Hammurabi um 1600 vor Christus in Babylon stammen.

Nicht selten mußte ein Chirurg einen Kunstfehler mit dem eigenen Leben bezahlen oder ein hohes Schmerzensgeld begleichen. Selbst die Hebamme oder Ziehmutter eines Neugeborenen lebte gefährlich. Ihr drohte der Verlust beider Brüste, falls sie sich beispielsweise der Kindsunterschiebung schuldig machte oder ein Baby durch ihr Versagen tot geboren wurde.

Von besonderer Bedeutung in der mesopotamischen Heilkunde war die Gestalt der Schlange. In ihr vereinigte sich die Heilwirkung mit der Todesdrohung. Beides lag in ihrem Gift beschlossen. So darf es nicht wundern, daß dieses Tier schon sehr früh als Symbol des Arztberufes angesehen wurde.

Ein äußerst bemerkenswerter Fund aus dem Jahre 2000 vor Christus zeigt eine mesopotamische Vase mit Abbildungen ärztlicher Gebrauchsgegenstände. Zwischen Wundnadeln, Salbentiegeln und Mörsern befinden sich zwei Schlangen, welche sich um einen Stab ringeln.

Der Stab ist uns bereits aus der Betrachtung des altägyptischen Heilpriesters her vertraut. Wie wir wissen, gehörte er zur ausdrücklich notwendigen Ausstattung eines jeden Heilpriesters dazu. Daß sich zwei Schlangen um diesen Stab winden, erklärt sich aus der Doppelwirkung des Schlangengiftes zum einen als Heilmittel, zum anderen als tödliches Gift.

Das Symbol der um einen Stab geringelten Schlange erhielt seine bis heute gültige Bedeutung als medizinisches Zeichen in der griechischen Götterwelt.

Seit etwa 420 vor Christus wurde in Athen der Wunderarzt Asklepios verehrt, besser bekannt unter dem Namen „Äskulap“. Als Sohn des Lichtgottes Apollon und der sterblichen Jungfrau Koronis wurde Asklepios auf recht gewaltsame Weise gezeugt und geboren. Der Sage nach hatte Apollon sich in Koronis verliebt, welche bereits verlobt war. Koronis wurde von Apollon schwanger, löste ihre weltliche Verlobung jedoch nicht auf. Ein weißer Vogel überbrachte Apollon die Nachricht von der bevorstehenden Hochzeit seiner Geliebten. Blind vor Eifersucht strafte Apollon zunächst den Vogel als Überbringer der Unglücksbotschaft mit einem schwarzen Federkleid. Sodann tötete er mit seinen Pfeilen den Bräutigam der Koronis. Artemis, die Schwester des Apollon, ermordete Koronis. Apollon blieb nichts anderes zu tun, als sein noch ungeborenes Kind aus dem Leib der sterbenden Mutter zu heben. Er brachte das Baby zu Cheiron, einem Halbgott mit Centaurengestalt, welcher halb Mensch und halb Roß war.

Von Cheiron berichtet die Sage, daß er ein kundiger Naturliebhaber und Lehrer war. So wußte er mit dem Chirurgenmesser umzugehen und Wunderheilungen mittels Zaubersprüchen zu erwirken. Cheiron wurde also der Ziehvater und Lehrer des Knaben Asklepios, welcher sich als ungewöhnlich gelehrig erwies und sein Vorbild bald schon an Kunstfertigkeit übertraf.

Der Name des Asklepios wird auf ein griechisches Wort für „Maulwurf“ zurückgeführt. Diese Verbindung erklärt sich aus der legendären Lebensweise des Heilgottes. Wie es heißt, lebte dieser unterirdisch in geheimnisvollen Höhlengängen wie ein Maulwurf.

Die Magier des Altertums hielten überdies den Maulwurf für einen Dämon mit magischer Kraft. Wer ein noch schlagendes Maulwurfsherz verzehrte, so hieß es, der könne weissagen. Wer aber einen Maulwurf in der Hand zu töten imstande sei, habe künftig die Kraft des Heilens durch Handauflegen. Pulver aus Blut und Teilen des Maulwurfskörpers galten als hochwirksames Medikament.

In berühmten Dichtungen und Siegesgesängen wurde Asklepios als „sanfter Meister gliedererquickender Schmerzstillung“ besungen, welcher tatsächlich gelebt habe.

Schon zu Lebzeiten heilte er Kranke oftmals allein durch Zauber oder Magie. Auch von Totenerweckungen ist die Rede. Nach Berichten des Altertums kann man mindestens zehn Totenerweckungen als bewiesen ansehen.

Die Legende berichtet, eben diese Totenerweckungen mißfielen dem Göttervater Zeus so sehr, daß er Asklepios durch einen Blitzstrahl erschlug. Zugleich aber verlieh er ihm einen Platz in der Götterschar, wo er künftig seine Wundermacht zum Wohl der Menschen gebrauchte, ohne indes wieder Tote zu erwecken.

Der berühmteste Wallfahrtsort der Antike, Epidauros, hängt eng mit dem Wunderheiler Asklepios zusammen. Von dieser Kultstätte aus breitete sich die Verehrung des Gottes über ganz Griechenland, Kleinasien und das griechisch-römische Reich aus.

Wer den heiligen Klosterbereich von Epidauros betrat, erblickte eine aus Gold und Elfenbein angefertigte Statue des Heilgottes Asklepios mit seinem Schlangenstab und einem Hund zu seinen Füßen.

Vor dem Tempel befand sich ein aus weißem Marmor errichteter Rundbau, welcher als sogenannter Tholos berühmt wurde. Die Wände des Tholos' schmückten Symbolbilder, von welchen magische Wirkungen ausgingen. Inmitten des Tholos' aber sprudelte eine Heilquelle. Keineswegs darf man annehmen, daß diese Heilquelle die einzige Griechenlands gewesen wäre. Im Gegenteil. Die alten Sagen und Legenden berichten von zahllosen Wunderwassern, deren Heilwirkung entweder durch einen guten Geist bewirkt oder durch den Willen Gottes geschaffen worden war. Auch das Wasser der Heilquelle im Tholos des Wunderheilers Asklepios diente dazu, die durch den Geist erfahrene Heilung zu unterstützen, mehr noch jedoch zu dem einen Zweck, sich vor dem Beginn einer Heilbehandlung innerlich und äußerlich zu reinigen.

Die Heilbehandlung selbst erfolgte in einer Halle, welche sich unweit des Tholos' erhob.

„Rein muß er sein, der den wohlriechenden Tempel betritt; Reinheit bedeutet, nur heilige Gedanken denken!" Dieser Spruch über dem Tempeleingang empfing den Eintretenden auf der Schwelle. Wer lesen konnte, wußte sogleich, was von ihm als Vorbedingung zur Heilung erwartet wurde. Zusätzlich zur inneren Reinheit trat jedoch die äußere in Form eines Bades und eines frischen Gewandes, womit Priester des Asklepios den Kranken empfingen.

Erst jetzt, im Zustand innerer und äußerer Reinheit, durfte der Kranke den heiligen Innenbereich des Tholos' betreten, wo ihn der Anblick zahlreicher Götterstatuen, Gemälde und Votivtafeln bestürmte.

War die innere Einstimmung auf ein Wunder solcherart vorbereitet, begleitete man den Kranken in die Wunderhalle. Hier ließ er sich auf ein Lager nieder und wartete auf Asklepios.

Nach einiger Zeit schlief der Kranke auf seinem Lager ein. Im Traum erschien ihm Asklepios mit Schlange und Hund, oft begleitet von seiner Tochter Hygieia. Sanft legte er dem Kranken seine Hand auf und sprach ihn gütig an. Sodann leckte der Hund die Wunden oder schmerzenden Körperteile des Kranken, während Asklepios selbst die eine oder andere Anwendung vornahm. Am Ende stand immer der Befehl des Heilgottes an den Kranken, seine Krankheit zu überwinden und sich zu erheben.

Am nächsten Morgen, sobald der Kranke erwachte, war das Wunder der Heilung eingetreten. Das heißt, vorbehaltlich des Willens des Wundergottes. Nur wenn dieser beschlossen hatte, die flehentlichen Bitten des Kranken zu erhören, konnte eine Heilung eintreten. Viele Kranke kehrten indessen nicht geheilt und tief verzweifelt in ihre Heimat zurück. Eine Statistik der Wunderheilungen in Epidauros belegt, daß überwiegend Krankheiten wie Blind- und Taubheit, Lähmungen und Nervenschäden geheilt wurden. Als Lohn für seine Dienste erwartete Asklepios freiwillige Opfergaben. Hier kam es ihm nicht so sehr auf die Höhe oder den Wert der Gabe an, sondern auf das Bemühen des Gebers um das ihm Bestmögliche.

Eine bunte Reihe Legenden rankt sich um die Spendefreudigkeit der Patienten von Asklepios.

Eine von ihnen erzählt von der Heilung zweier Männer mit Muttermalen. Einer der Männer wurde geheilt, indem ihm Asklepios eine Binde auflegte. Nach der Heilung legte jener Mann die Binde als Opfergabe in der Heilungshalle nieder, damit andere aus ihrem Anblick Mut und Hoffnung für sich selbst schöpfen konnten.

Der zweite Mann sollte nun die eigentliche Opfergabe für den Geheilten bezahlen. Statt zu gehorchen, steckte er jedoch das vereinbarte Geld in die eigene Tasche. Als die Reihe, geheilt zu werden, nun an ihn kam, legte Asklepios ihm, erzürnt über den Betrug, die Binde des zuvor geheilten Mannes auf. Das Ende vom Lied: Der Betrüger ging mit zwei Muttermalen statt seines ursprünglich nur einen nach Hause.

Wie heute noch beispielsweise in Lourdes, hing „der Himmel“ im Epidauros voll Krücken, nachgebildeter innerer Organe und Gliedmaßen. Die Priesterärzte des Asklepios hatten nichts gegen diese Votivgaben einzuwenden. Im Gegenteil, schufen diese Votivopfer doch für alle Hilfesuchenden die Illusion, selbst auch geheilt werden zu können, wenn man nur reinen Sinnes, gläubig und hinterher nicht knausrig wäre.

Bei unbedeutenderen Erkrankungen nahmen sich die Priesterärzte des Asklepios immer öfter die Freiheit, selbst zu heilen. So flüsterten sie während des Heilschlafes den Kranken gewisse Diätvorschriften oder Verhaltensmaßregeln zu. Wenn dann wider Erwarten der Kranke als nicht geheilt aus dem Behandlungsschlaf erwachte, so erinnerte er sich doch zumindest der Einflüsterungen der Priesterärzte und nahm deren Rat als den des Asklepios in völliger Dankbarkeit und Zufriedenheit an.

Allmählich wurden die Aufenthaltsräume des Epidauros auf diese Weise zu echten Behandlungsstätten, wo dem Heilungssuchenden mit verstandesmäßig erfaßbaren Mitteln geholfen wurde. Die rein magisch-religiöse Geistheilung der Anfangszeiten hatte nun auch hier Beistand durch die Vorläufer der heutigen Schulmedizin bekommen.

Ähnlich wie der griechische Heilgott Asklepios oder Äskulap, stand die Göttin Isis im Ruf, eine allmächtige Geist- und Wunderheilerin zu sein.

Ausgehend von Alexandria, verbreitete sich ihr Kult über den gesamten Mittelmeerraum und weit darüber hinaus. Ihre Verehrung kann durchaus verglichen werden mit der intensiven Huldigung, welche die Mutter Jesu namentlich in romanischen Ländern bis in unsere Tage erfährt.

Isis als Allmutter, als Königin über alles Land, als Wogenbeherrscherin, Totenerweckerin und Heilung Spendende war die erklärte Lieblingsgöttin des Römerreiches.

Schuld und Sünde galten vor ihr als alleinige Ursache einer Krankheit. Erste Vorausbedingung zur Heilung war es mithin, diese Schuld oder Sünde zu büßen. Sühneopfer der Isis waren schwer und hart zu erfüllen. Der Dichter und Philosoph Ovid beschreibt einmal, daß die Göttin einem schuldüberladenen Kranken auferlegte, auf den Knien das gesamte Marsfeld in Rom zu durchkriechen.

Die mit einer Tonsur versehenen Isispriester heilten im Namen ihrer Göttin durch Handauflegen und Dämonenbeschwörungen. Die silberne Wunderschlange im Isistempel auf dem Marsfeld in Rom genoß allerorts tiefste Verehrung. In ihr sah man die Person der Isis verkörpert. So wie man den Heilgott Asklepios einst in der Gestalt einer Schlange nach Rom kommen wähnte, um dort die Pest zu bekämpfen, schien sich auch die Göttin Isis des doppelzüngigen Tieres zu bedienen.

Doch nicht nur Ägypten, Mesopotamien, Griechenland und Rom hatten ihre Magier und Wunderheiler in Gottesgestalt. Auch unsere Bibel weiß davon zu sagen.

Das Amt der Wunderheiler scheint in alter Zeit erblich gewesen zu sein. Seher und Propheten übten ihren Beruf so selbstverständlich aus wie ein Handwerker. Magie und deren Einsatz neben dem religiösen Glauben galt als berechtigt, sogar als himmlisch beschützt. Nicht selten heißt es, Engel seien Lehrmeister der Magier gewesen. Im Alten Testament werden die Magier in echte Propheten und Scharlatane unterteilt. Erstere als von Gottes Geist Erleuchtete, letztere als Betrüger mit dem Beinamen Kosem (Jesaia, Kapitel 3, Vers 2).

Einer der berühmtesten Kosem nach Jesu Auferstehung war Simon Magus aus Samaria.

Die Samariter verehrten ihn wegen seiner großen Zauberkunst, deren Grundlagen er bei den Heilpriestern Ägyptens erlernt hatte.

Als eines Tages die missionierenden Apostel Jesu nach Samaria kamen, um die dort noch nicht bekehrten Juden in das Geheimnis um den Geist Gottes einzuweihen, stieß auch Simon Magus zu ihnen. Die Sendkraft der Apostel Petrus und Johannes beeindruckte ihn so sehr, daß er bat, auch ihm möge diese Kunst des Wundertuns verraten werden. Er erklärte, damit sei eine Menge Geld zu verdienen.

Die Apostel schalten Simon Magus heftig aus und beschworen Gottes Strafgericht auf ihn herab. Die „Tücke" seines Herzens und seine Geldgier stempelten ihn in den Augen der Apostel zu einem, dessen „Herz nicht rechtschaffen vor Gott" sei.

Die Wundertaten des Simon Magus bestanden überwiegend aus Kunststückchen auf der Grundlage der Massenhypnose und des Massenbetruges mit Hilfe von Fingerfertigkeit und Gaunerei. So behauptete er beispielsweise, die Seele eines Kindes von dessen Leib trennen zu können. Er verwandelte sich vor den Augen der Zuschauer in ein Tier, öffnete verschlossene Türen oder flog mit Hilfe von Dämonen durch die Luft davon. Selbst Statuen sollen unter seinen Händen lebendig geworden sein, geschwitzt oder Tränen vergossen haben.

Die rasch ausgreifende Lehre des Christentums, welche die Kosem als vom Teufel gelenkte Verlorene verpönte, trieb Simon Magus schließlich nach Rom. Kaiser Claudius nahm den berühmten Zauberer nur zu gern bei sich auf.

Einer der Schüler des Simon Magus in Rom wurde ein Mann namens Cyprianus, welcher sich selbst als Nachfolger des Altmeisters empfand. Mit Stolz verkündete er der erschauernden Menge seine enge Verbundenheit mit der Macht des Bösen und seiner Dämonen. Er habe vermocht, hieß es in alten Berichten, sich der Unterstützung aller bösen Geister zu versichern. Seine Kraft habe nur aus deren Kraft hergerührt. Zum Beweis wälzte Cyprianus sich durch offenes Feuer, ließ Geistergestalten erscheinen und verschwinden, verwandelte sich in beliebige Tiere oder schlief wie ein Fakir auf Nägeln. Alle Kenntnisse, sagte er, habe er aus Büchern des Teufels, welche die geheime „höhere Weisheit" der Götter lehrten. Wunderheilungen vollbrachten indessen weder Simon Magus selbst noch sein Schüler Cyprianus.

Die Spaltung der Heilkunde in zwei Lager ging Hand in Hand einher mit dem Wunsch, die Geheimnisse des Lebens immer besser zu erkunden.

Die Heilkraft der Hand wurde zwar zunächst nicht angezweifelt, doch nannten schon die alten Römer den Zeigefinger „medicus", also den Heiler, und den Mittelfinger „professor", das ist der, der die Wahrheit sucht.

Die Forschung namentlich auf dem Gebiet der Heilkunde setzte sich in steigendem Maße durch.

Eine der berühmtesten Geistheilerpersönlichkeiten und zugleich Verfasserin bis heute bewunderter medizinischer Bücher war die heilige Hildegard von Bingen, welche von 1098 bis 1179 lebte.

Geboren im Schloß Böckelheim an der Nahe, war Hildegard von Bingen ein schwächliches Kind mit zeitlebens erheblichen Nervenleiden. Schon in frühester Jugend erfuhr sie erste Visionen religiösen Inhalts. Mit fünfzehn Jahren trat sie in den Orden der Benediktinerinnen ein. Im Jahre 1136 wurde sie zur Äbtissin des Klosters auf dem Disibodenberg, welches elf Jahre später auf den Rupertsberg bei Bingen verlegt wurde. Anlaß dieser Verlegung war der Ansturm künftiger Nonnen, welche der Ruf der Hildegard von Bingen anzog.

Mit 42 Jahren offenbarte sich Hildegard von Bingen der Heilige Geist in einer Lichtgestalt. Gleichzeitig erhielt sie den genauen Befehl: „Schreib auf, was du siehst und hörst! Tu kund die Wunder, die du erfahren! Schreibe sie auf und sprich!"

Hildegard von Bingen gehorchte. Dies fiel ihr um so leichter, als sie von Krankheiten heimgesucht wurde, sobald sie einmal versuchte, sich dem göttlichen Schreibauftrag zu entziehen.

Zwischen 1150 und 1157 entstanden so unter anderem zwei medizinische Bücher der heiligen Hildegard. Das erste mit dem lateinischen Titel „Physica" beschäftigte sich mit Wesen und Erscheinungsformen von Krankheiten aller Art. Das zweite mit dem lateinischen Titel „Causae et curae" setzt sich mit Ursachen und Heilungsmöglichkeiten dieser Krankheiten auseinander.

Nach der Überlieferung war Hildegard von Bingen in ihrer Zeit als Äbtissin zugleich auch als Ärztin tätig. Ihre Klosterapotheke und ihr Würzgärtlein sollen mustergültig gewesen sein und von einer bis dahin noch nie gekannten Fülle verschiedener Pflanzenarten. Dennoch aber heilte Hildegard von Bingen nur durch Wundermacht. Die von ihr verabreichten Medikamente waren Beiwerk und von minderer Bedeutung, obwohl sie ausschließlich auf göttliche Anweisungen hin zusammengestellt worden waren.

Gott war der eigentliche Helfer im Wirken der Hildegard von Bingen. Indem er seiner „Federführerin" diktierte, verfaßte diese in seinem Auftrag ein himmlisches Medizinprogramm. Heilungen nach Anweisungen aus den Schriften der Hildegard von Bingen waren demnach Geistheilungen im Sinne und nach dem Willen Gottes.

Erst in jüngster Vergangenheit fanden die Werke der Hildegard von Bingen neue Beachtung. Hier erwarb sich namentlich der Wiener Physiker Dr. Otto Maresch mit seinen ungewöhnlichen Forschungsarbeiten zum Thema Heilung durch Mikrowellen großes Verdienst. Seine Forschungsarbeiten auf der Basis modernster Meßtechniken erbrachten den Beweis für den heilkundlichen Wert der Rezepturen Hildegards von Bingen.

Doch zurück zum Mittelalter!

Trotz aller medizinischen Fortschritte und naturwissenschaftlichen Erkenntnisse beispielsweise eines Albertus Magnus behielt das magisch-religiöse Gedankengut seine Bedeutung für die Heilkunde.

Als Beispiel wollen wir uns dem berühmten Arzt Theophrastus Bombastus Paracelsus von Hohenheim zuwenden (1493 bis 1541), welcher unter dem Kurznamen Paracelsus Medizingeschichte machte. Er zog als Wanderarzt durch die Lande und strebte mit zahlreichen Vorträgen eine grundlegende Reform der Medizin an.

Seiner Idee zufolge ist der Mensch in seiner Körperhaftigkeit das Spiegelbild der Welt im kleinen. Das heißt, wie die Weltkugel vom All umgeben ist, sah Paracelsus den jedermann sichtbaren und greifbaren Leib des Menschen von einem unsichtbaren Kräftefeld umgeben. Dieser Kräfteleib stand für Paracelsus in direkter Verbindung mit dem All. Letzteres wiederum war nach seiner Theorie von einer ungeheuer starken Magnetkraft erfüllt, welche sich dem Kräfteleib des Menschen mitteilte.

Aufgrund der Wechselwirkung zwischen Magnetfeldern kam Paracelsus zu dem Schluß, es finde nicht nur ein Dauerkontakt zwischen Mensch und All statt. Auch zwischen Mensch und Mensch wollte er eine derartige Kräftewirkung erkennen. Als höchste Vollendung seiner Theorie stellte Paracelsus schließlich die Behauptung in den Raum, ein menschlicher Wille sei imstande, einen anderen Willen mittels Magnetkraft zu bekämpfen und auch zu besiegen.

Mit dieser Idee von der Wirkung der Magnetkraft eng gekoppelt war für Paracelsus die Anwendung der Heilkunde.

Sein Ruf als Wunder- und Geistheiler ist vor allem in seiner Arbeit als Magnetiseur begründet.

Das Grundprinzip des paracelsischen Geistheilens erschließt sich aus der Auffassung, jede Krankheit sei durch ihr Spiegelbild zu heilen.

Was heißt das?

Nach Paracelsus erscheint Krankheit in der Natur zweimal. Erstens im menschlichen Organismus, zweitens in der Arznei.

Die Krankheit ist Arznei nach innen gewendet; das „umbewenden gibt der Artzt".

Notwendigste Folge dieser Theorie war ein Umbenennen jeder Krankheit nach der heilfähigen Arznei.

Trotz aller Bemühungen des Paracelsus blieb dies jedoch ein völlig fruchtloses Unterfangen, denn die Zeitgenossen sahen die Berechtigung solcher Forderungen keineswegs ein. Die meisten hielten den Berufskollegen für einen gefährlichen Spinner, dessen Erfolge ihnen nicht einleuchten wollten.

Was für die Arzneimittellehre galt, hatte bei Paracelsus ebenso Gültigkeit in der Geistheilung.

Im Magnetismus empfand er den Behandler, also den Geistheiler, als Ebenbild des Kranken.

Indem der Geistheiler die magnetische Kraft des eigenen gesunden Organs durch Handauflegen oder Handstreichungen auf das entsprechende kranke Organ des Patienten überträgt, erfolgt – laut Paracelsus – Heilung.

Bis heute sind Leben und Heilmethoden des Paracelsus heftig umstritten. Dennoch wurde beides von zahlreichen Menschen anerkannt und angenommen, welche ihre Kraft in den Dienst der Mitmenschen stellten.

Schlußfolgernd aus allen vorangegangenen Betrachtungen können wir sagen, daß der Geistheiler und Magier, wie auch der Kosem, der Betrüger, zu allen Zeiten bekannt waren. Mit gläubiger Erwartung trat ihnen der Kranke entgegen. Durch eine im Geistheiler wirksame Geist-Kraft wurde dem Kranken geholfen.

Immer schon war Heilung ein Gotteswunder. Ebenso wie Krankheit als eine Folge von sündhaftem Verhalten gegenüber Gott verstanden wurde. Die Seele als Urquelle der Krankheit war dem Menschen von Anbeginn an vertraut. Wenn er an Heilung dachte, dachte er zugleich auch an Sünde und Reue gegenüber seinem Gott.

Erst im Laufe der Zeit wandelte sich dieses Grundverständnis von Krankheit und Heilung. Der Mensch begann, sich in den Stand zu setzen, selbst zu heilen. Je gründlicher es ihm gelang, sich der Naturgaben der Welt zu bedienen und mit ihrer Hilfe zu heilen, desto gründlicher vergaß er auch, Gott als

Ursache und Wirkung aller Dinge zu achten. Vieles, was uns die Bibel lehrt, wußten schon die Menschen, die dreitausend und mehr Jahre vor Christi Geburt lebten. Auch der Glaube an Götter, an Engel und böse Dämonen ist älter als Jesu Wort.

Neu ist hingegen die Verkündigung des einen Gottes für alle, welche Jesus überbrachte. Und neu ist auch die von allem Drumherum losgelöste Art, in welcher Jesus seine Wunder verführt. Wo der altägyptische, der mesopotamische, der griechische oder römische Priesterarzt oder Wundergott einen gewissen Zauber braucht, um den Kranken einzustimmen und selbst als Kraftempfänger bereit zu werden, ist Jesus sich selbst genug. Wenn er heilt, geschieht dies in aller Ruhe, ohne jede Vorbereitung, es sei denn einer kurzen gedanklichen Einstimmung oder eines knappen Gebetes. Er bedarf keiner Heilungshallen, braucht weder Stab noch reines Gewand. Es genügt sein Wort, einen Toten zu wecken, es reicht eine Geste, um einen Kranken zu heilen. Ja, sogar sein Gewand oder sein Körperschatten wirken Wunder und Heilung. Ihm als Gottes Sohn und Stellvertreter auf Erden war die reinste Form der göttlichen Kraft verliehen. Daß die bloßen Diener im Glauben an Gott diese Kraft nicht in derselben Intensität besitzen konnten, liegt auf der Hand. Dennoch muß man den Priesterarzt und Magier der alten Zeit als einen solchen kraftbegabten Diener Gottes ansehen. Wie, wenn nicht durch den Geist Gottes, sollten sie anders ihre Heilungswunder durch Handauflegen oder Gebete erzielt haben; Heilungswunder, von denen die Geschichte zu Hunderten berichtet?

Sicher, der Archetypus der menschlichen Seele, welcher in Gottes Geist alles Heil und Unheil der Menschheit beschlossen weiß, schuf sich immer schon Sagen und Legenden. Wie in unseren wohlbekannten Hausmärchen, in welchen Gott als bärtiger alter Mann durch die Welt wandert, um die Menschen zu prüfen, vermengt sich auch in den Sagen und Legenden des Altertums die Ursehnsucht des Menschen mit der Wirklichkeit.

Dennoch ist es ausgeschlossen, daß alle Berichte beispielsweise auf der Tontafelbibliothek des Königs Assurbanipal ausschließlich dem Sagen- und Legendenschatz der alten

Mesopotamier entstammen sollen. Dies wäre dann wohl ähnlich einzuschätzen, als wollte man alle nachweislichen Heilungen am Wunderort Lourdes unter die Rubrik Märchen fallen lassen.

Auch Menschen wie Hildegard von Bingen gibt es bis in unsere Zeit. Von Jugend auf nervenkrank, war sie doch ein Medium Gottes. Nie hätte sie selbst die Kenntnisse gehabt, eines ihrer medizinischen Bücher zu schreiben. Dieses Wissen kam ihr von außen her. Ihre Hand war nur die, die die Feder führte. Ihr Kopf war es nicht, der dachte.

Erinnern Sie sich nun an Berichte der Gegenwart, in welchen die Rede ist von Menschen, die geistig behindert, die nachweislich völlig schwachsinnig sind und dennoch oder gerade deswegen begnadet musizieren können. Wir wollen nur das Beispiel des jungen Leslie Lemke anführen. Blind und von Kind auf schwer geistig behindert, ist er doch imstande, mit einer ergreifenden Ausdrucksart Balladen und klassische Musik auf dem Klavier vorzutragen. Eine Musik also, die er weder jemals gelesen noch jemals vom Verstand her erfassen konnte. Gleich, um welches Musikstück es sich handelt, sobald Lemke es auch nur einmal gehört hat, kann er es auf Anhieb perfekt und richtig nachspielen. Weder Gehirnforscher noch Wissenschaftler aus dem Bereich der Parapsychologie sind in der Lage, diese seltsame Gabe des Leslie Lemke zu erklären.

Eines jedoch scheint sicher, lebte jene berühmte Heilige Hildegard von Bingen in heutiger Zeit, würde man wohl kaum mit derselben staunenden Ehrfurcht von ihren Schriften sprechen wie jetzt. Weit eher müßte sie sich gefallen lassen, als Geisteskranke in eine geschlossene Anstalt geschickt oder aber von allen nur erdenkbaren Berühmtheiten der Wissenschaft durchleuchtet zu werden.

Seit jeher gelten Geisteskranke in den Kulturen der sogenannten primitiven Völker als Menschen, welche in besonderem Maße von Gottes Geist erfüllt wurden.

Offenbart sich hier ein Überbleibsel aus der Anschauungsweise unser aller Urzeit? Oder hat sich diese Meinung aufgrund gewisser Erfahrungen in den Köpfen dieser Primitiven festgesetzt?

Die Antwort werden wir wohl kaum ergründen. Die Beobachtung als solche stimmt dennoch nachdenklich. Und dies um so mehr, als die Wertschätzung des Geisteskranken in demselben Maße abnimmt, wie sich der Lebensstandard des Mitmenschen steigert. Wo der Mensch nach seinem Wert für die Gesellschaft bewertet wird, wo die Natur hinter der Technik und dem Fortschritt auf der Strecke bleibt, da wird auch das Wunder bestritten. Da hört man auf, an Gottes Gegenwart zu glauben. Und was unerklärlich ist, wird als nichtexistent abgeschoben. Hildegard von Bingen gehörte mit Sicherheit dazu, wenn sie nicht schon Geschichte wäre.

5

Berühmte Geist- und Wunderheiler der Neuzeit

Wer sich mit unserem Thema auseinandersetzt, kommt an einer der schillerndsten Geistheilerpersönlichkeiten nicht vorbei, an Franz Anton Mesmer.

Geboren 1734 in Iznang am Bodensee, studierter Theologe und Philosoph, promovierter Doktor der Medizin, gilt er als Begründer des sogenannten Mesmerismus oder der Lehre vom animalen beziehungsweise tierischen Magnetismus. Ehe Mesmer seinen eigentlichen Lebenszweck im Magnetismus entdeckte, beschäftigte er sich mit Chemie, Mathematik und Physik. Musik war eine seiner größten Leidenschaften. Muße, seinen Neigungen zu frönen, verschaffte ihm der Reichtum seiner Ehefrau.

Nun war Mesmer bereits seit seiner Studienzeit an den Lehren des Paracelsus interessiert. Das Thema seiner Doktorarbeit mag als Beweis dienen, befaßte es sich doch mit dem Einfluß der Planeten auf den menschlichen Körper.

Die Ergebnisse seiner Forschungsarbeit versuchte Mesmer zunächst mit den rätselhaften Kräften des natürlichen Magneten zu erklären. Paracelsus hatte ihm dazu mit seiner Theorie von der Magnetisierung des Alls und des menschlichen Kräftekörpers die Grundlage geliefert.

Ein Schlüsselerlebnis brachte 1774 den großen Umschwung im Leben Mesmers. Es handelte sich dabei um die plötzliche Erkrankung einer Dame, welche zur Heilung ihrer Magenkrämpfe um einen Magneten bat. Tatsächlich fühlte sie sich rasch wieder gesund, als man ihrem Wunsch entsprach und ein Magneteisen über ihren Leib führte.

Mesmer ließ es sich nicht nehmen, die wunderbar Geheilte persönlich aufzusuchen und zu befragen. Was er erfuhr, muß ihn tief beeindruckt haben, denn kurze Zeit später nahm er selbst eigene Heilungsversuche als Magnetiseur vor.

Zunächst bestand Mesmers Heilmethode darin, einen Magneten über den Körper eines Kranken zu führen. Vor allem aber über die schmerzhaft veränderten Stellen.

Der Erfolg seiner Anwendungen trug ihm Patienten aus aller Welt zu, welche ihn bald schon in den Ruf eines Wunderheilers brachten. Mesmer selbst konnte seine Grenzen recht genau abschätzen.

Zwar versprach er gegenüber Kranken, Erregungszustände und nervöse Leiden zu heilen, Patienten mit offenen Wunden, auch Epileptiker und Organkranke aber wies er ab. Diese wußte er bei Schulmedizinern besser aufgehoben. Vor allem aber blieb Mesmer mit kritischem Verstand bei der Sache. So fiel ihm rasch auf, daß nicht allein das Magneteisen Ursache einer Heilung sein könnne. Vielmehr schloß er, es müsse von seinem eigenen Körper eine geheimnisvolle Kraft ausgehen. An seinem Leib haftend, könne dies durch Berührung übertragen werden und im Körper des Patienten Heilwirkungen entfalten.

In der Verfechtung seiner neuen Idee ging Mesmer sogar so weit, stets eine Lederweste zu tragen. Diese sollte ein Abwandern der Magnetkraft verhindern. Damit nicht genug. Wenn die Magnetkraft des Leibes übertragbar war, ließ sie sich – so Mesmer – auf Vorrat speichern und in großen Kübeln lagern.

Also stellte er in seinem herrschaftlichen Hause für seine reichen Patienten drei, für seine armen hingegen nur einen derartigen Kübel auf. Wer wollte, mochte nun Eisenstäbe oder Eisenbänder hineintauchen und diese zur späteren Verwendung mit sich fortnehmen.

Neid und Zweifel von seiten der Wiener Schulmediziner bewogen Mesmer, nach Paris umzusiedeln.

Sein Ruhm als Wunderheiler eilte ihm weit voraus. Kaum eingetroffen, strömten Kranke und Neugierige in Scharen in Mesmers Haus, wo alsbald der Heilbetrieb auf vollen Touren lief.

Stefan Zweig hat in seinem Buch „Die Heilung durch den Geist“ eine der Mesmerschen Sitzungen beschrieben, welche wir hier in Auszügen wiedergeben wollen.

Wohl wissend, daß Geistheilung ohne magische Dreingaben wirkungslos verpuffen müsse, traf Mesmer in seinem Behandlungssaal entsprechende Vorbereitungen. Schwere Vorhänge dunkelten den Raum ab. Schallschluckende Wandteppiche und Fußbodenbeläge dämpften jeden Laut. Spiegel warfen ein sanftgoldenes Licht zurück und ließen goldfarbene Sternzeichen in der Vielfalt des offenen Nachthimmels glitzern. Inmitten des Raumes befand sich ein riesiger Kübel mit mesmerscher Magnetkraft. Es herrschte absolute Stille unter den Kranken, welche sich um jenen Kübel sammelten. Jeder Laut mußte die magnetischen Schwingungen im Raum stören, welche jeden Kranken umflossen. Jeder berührte den Nacken seines Nachbarn mit den Fingerspitzen, um einen ungebrochenen Fluß der Magnetschwingungen zu gewährleisten. Leise Musik schwebte aus einem Nebenzimmer über die Szene.

Endlich trat Mesmer selbst herein. Bekleidet mit einer langen lila Seidenrobe, schritt er mit oder ohne Magnetstäbchen die Reihen der Patienten ab. Für jeden hatte er ein mitfühlendes Wort, jeden berührte er mit Hand oder Magnetstab. Dabei hielt er den erwartungsvollen Blick des Kranken hypnotisch mit den Augen fest. Meist dauerte es nicht lange, bis Mesmers Patienten in Verzückung und Ekstase gerieten. Ohnmächtige mußten hinausgetragen, andere aus Starrezuständen erweckt werden. Viele aber verließen Mesmers Sitzungen als Geheilte.

Paris verfiel dem mesmerschen Fieber. Ludwig XVI., ein äußerst ordnungsliebender und den Wissenschaften zugetaner Mann, ließ endlich eine Berufungskommission über Mesmer einberufen.

Das Urteil war vernichtend: Nichts ergäbe den Beweis eines magnetisch-animalischen Fluidums und daß dies nicht feststellbare Fluidum infolgedessen auch ohne jede Wirkung sein müsse.

Für Mesmer war dies das Ende seiner Glanzzeit.

Seine Ideen aber fanden in der Folgezeit immer wieder neue Anhänger.

Einer von ihnen war der Chemiker Carl von Reichenbach, welcher zwischen 1788 und 1869 lebte.

Was für Mesmer der animalische, das heißt, der von der Seele gleich „anima“ herrührende, Magnetismus war, trug bei Reichenbach den Namen „Od“.

Das Wort selbst entstammt der altindischen Sprache und bedeutet übersetzt „das Unbekannte“. Von manchen Forschern wurde es jedoch mit den altgermanischen Göttergestalten wie Odin und Wodan in Verbindung gebracht, deren „alles durchdringende Kraft“ es enthalte.

Reichenbachs Experimente zur Erforschung der menschlichen Körperausstrahlung ergaben eine Unterscheidung der Menschen in Sensitive und Nichtsensitive.

Jene Sensitiven, das heißt ungewöhnlich Empfindungsfähigen, erblickten in undurchdringlichem Dunkel nach einer gewissen Zeit der Konzentration einen farbig leuchtenden Lichtschimmer über Pflanzen, Tieren, Menschen und Magneten.

Dieses Licht bezeichnete Reichenbach als „Od“.

In rund 13 000 Versuchen prüfte Reichenbach dieses farbig leuchtende Od und gelangte dabei zu dem Schluß, daß es sich auf Wasser übertragen lasse. Den in seinen Augen schlüssigen Beweis lieferten Sensitive, welche allein am Geschmack des Wasser entscheiden konnten, ob es mit der rechten oder linken Hand Reichenbachs in Berührung gekommen war.

Reichenbachs Ergebnisse bestätigten die Hypothese Mesmers vom Magnetismus als der aller Materie innewohnenden Urkraft, deren Schein jedoch nur von wenigen Menschen wahrgenommen wird.

Für die exakte Naturwissenschaft zählten Reichenbachs Versuche wenig, da sie nur mit Sensitiven vorgenommen werden konnten und nicht beliebig wiederholbar waren.

Gleichwohl ließen seine Behauptungen einige Wissenschaftler nicht mehr zur Ruhe kommen.

Oberst Albert de Rochas, Direktor der Ecole Polytechnique in Paris, wollte es gegen Ende des 19. Jahrhunderts genau wissen.

Tatsächlich gelang es ihm nachzuweisen, daß Sensitive eine von ihm magnetisierte Versuchsperson inmitten eines Leuchtmantels wahrnahmen. Ein anderer Versuch sollte Aufschluß geben über den zu allen Zeiten bei primitiven Völkern durchgeführten Bildzauber.

Bei diesem Beispiel der Magie muß ein Wachsmodell einer Person hergestellt und mit dem Leuchtkörper des lebenden Originals in Berührung gebracht werden.

Rochas stach nun in ein solcherart vorbereitetes Wachsfigürchen mit einer Nadel und konnte beobachten, wie sein sensitives Medium reagierte. Stach er in den Oberkörper des Wachsmodells, empfand das sensitive Medium den Schmerz im eigenen Oberkörper beziehungsweise im Unterkörper, wenn der Stich in die Füße des Wachsmodells erfolgte.

Ähnliches ergab sich mit abgeschnittenen Haaren, welche Rochas seiner Wachsfigur anklebte. Zog er außerhalb der Sichtweite seines Mediums die Wachspuppe an den Haaren, fragte sogleich das sensitive Medium, wer an seinen Haaren gezogen habe.

Den Franzosen Chazarin und Dèclé gelang es sogar, die Ausstrahlung des menschlichen Körpers zu fotografieren. Wohingegen Dr. med. Aigner 1920 von einem Versuch berichtete, wonach die Leuchtkraft einer menschlichen Hand imstande war, ihr eigenes Abbild auf eine fotografische Platte zu bannen. Wohlgemerkt, ohne Beihilfe eines fotomechanischen Mittels.

Weitere Versuche über die Ausstrahlung des menschlichen Körpers wurden von Professor Hubert Rohracher im Physiologischen Institut der Wiener Universität vorgenommen.

Er bediente sich eines hochempfindlichen elektrischen Tonabnehmers. Dieser vermochte feinste Schwingungen aufzuzeichnen, welche von der Leuchtkraft einer Versuchsperson ausgingen.

In dieselbe Kerbe schlagen Untersuchungen der jüngsten Vergangenheit, welche mit einem Elektromanometer, dessen Empfindlichkeitsgrad bei Stromstößen von einem zehnmillionstel Ampère liegt, vorgenommen wurden. Die Ausschläge dieses Instrumentes beruhen ebenfalls auf meßbaren Schwingungen, welche der menschliche Lichtkörper aussendet. In detailreichen Kurvenbildern lassen sich Schwingungslinien ablesen, welche Rückschlüsse auf Erkrankungen einzelner Organe zulassen. Die Andersfärbung der Leuchtkraft eines veränderten Körperteils zieht veränderte Schwingungen nach sich. Aus Vergleichen mit Schwingungen gesunder Organe ergeben sich Aussagen.

Der menschlichen Hand wurden mittels Elektromanometers die stärksten Strahlungsfelder zuerkannt. Vor allem die Fingerspitzen sind Träger ganzer Energiebündel. Womit ein Beweis – einer von vielen, aber ein moderner, technisch einwandfreier und nachprüfbarer – für eine der Hand innewohnende außergewöhnliche Strahlungskraft erbracht wäre.

Wenn nun ein Sensitiver unter Einwirkung von Hypnose, also im Tiefschlaf, die Farben der menschlichen Leuchtkraft erkennen und glaubhaft schildern kann, warum sollte dann eine sensitive Hand dieselbe Leuchtkraft nicht zu fühlen vermögen? Eine sensitive Hand zum Beispiel, wie sie seit Anbeginn der Menschwerdung von Magiern und Geistheilern den Kranken aufgelegt wird? Daß die genannten Prüf- und Meßmethoden trotz aller Anstrengungen von andersdenkenden Wissenschaftlern angefochten und als „Erfindung von Wirrköpfen" abgetan werden, liegt offen zutage. Eine Einrichtung dieser sogenannten Aura-Diagnostik steht ganz besonders im Schußfeld der Kritik. Es handelt sich um das Kirlian-Verfahren, welches mit Hilfe der Elektrographie Schwingungen der menschlichen Aura, also des menschlichen Leuchtkörpers, vermerkt. Die Bestandteile der Aura werden als subatomare Substanzen verstanden, welche Licht abgeben und – vergleichbar dem menschlichen Schatten – einen Lichtumriß bilden.

Für die Abbildungen des Kirlian-Verfahrens steht zusätzlich zur Erklärung der Verfechter des Aura-Gedankens eine physikalisch-wissenschaftliche abrufbereit.

Nach Forschungsergebnissen der Physik beruhen die Lichtbilder, welche im Kirlian-Verfahren hergestellt werden, einzig und allein auf Spannungsentladungen der Luft, welche ebenso an Leichenteilen wie unbelebten Gegenständen anzutreffen sind. Auf hochempfindlichen Filmen ist es möglich, die strahlenförmigen Entladungen der Luft sichtbar festzuhalten.

Im Klartext heißt dies, daß auch die hochmoderne Erfassungsmethode des Kirlian-Verfahrens keine beweiskräftige Aussage über ein magnetisches Licht- und Kraftfeld im Sinne Mesmers zuläßt.

Liegt die Grenze zwischen echten Geistheilern und bloßen Scharlatanen oft im Nebel, so hebt sich dieser doch angesichts einer großen Wundersekte unserer Zeit. Gemeint ist die sogenannte Christian Science der Mrs. Eddy-Baker. Die Vorgeschichte dieser Sekte ist wenig bekannt und soll aus diesem Grunde hier Beachtung finden. Hauptsächlich deshalb, weil die Vorgeschichte das rechte Licht auf die spätere Sekte wirft.

Mrs. Eddy-Baker (1821–1912) war bis zum Alter von einundvierzig Jahren eine zweifellos stark hysterische Frau. Überzeugt von der Annahme, an ihr werde und müsse sich einst ein Wunder vollziehen, steigerte sie sich in schwerwiegende Krankheiten hinein. 1862 begab sie sich als Invalide, beinahe schon Krüppel, in die Behandlung eines Geistheilers namens Quimby. Er, von Hause aus Uhrmacher, war eines Tages einem Anhänger des Mesmerismus als Naturtalent mit ungewöhnlicher Hypnosekraft aufgefallen. Quimby, der die Ideen Mesmers bewunderte, gab seinen Beruf auf und schloß sich mit einem Hypnosemedium zusammen. Von nun an legte er sich den Titel eines Doktors zu, ließ sein Medium im hypnotischen Traumzustand Krankheiten erkennen und dazugehörige Heiltherapien zuordnen. Sein Erfolg gab ihm recht. Doch Quimby ruhte sich keineswegs auf seinen Lorbeeren aus. Als ihm die durch sein Medium verordneten Heilmittel zu kostspielig erschienen, wagte er den Versuch, ein anderes, billigeres zu verschreiben. Erstaunlicherweise erzielte dieses billigere dieselbe gute Wirkung wie das teurere. Hieraus zog Quimby den Schluß, daß er weder Medium noch Heilmittel brauche, um zu heilen. Vielmehr genügten ihm jetzt seine eigene Kraft und der Heilungsglaube des Patienten, um den gewünschten Erfolg zu erzielen. Krankheit legte sich ihm als Irrtum der Seele dar. Sobald dieser Irrtum ausgeräumt sei, müsse die Krankheit weichen.

„Meine Kur ist die Wahrheit“, sagte er. Und die Wahrheit sei die Einsicht, daß die feststoffliche Welt nur eine Sinnestäuschung des Menschen sein könne. Logischerweise müsse auch Krankheit Selbsttäuschung sein.

Da Jesus nach Quimbys Überzeugung auf derselben geistigen Grundlage geholfen habe, nannte Quimby seine Heilmethode „Mental Science“ beziehungsweise „Christian Science“. Mrs. Eddy-Baker wurde Quimbys Superfall.

Kaum geheilt, begann sie, ihn nach den Geheimnissen seiner Methode auszufragen. Ja, sie durchforstete sogar seine Notizen, wertete jedes beschriebene Fetzchen Papier in seinem Zettelkasten aus.

Sehr bald vermischte sich Quimby in der Phantasie der Mrs. Eddy-Baker mit der Gestalt Jesu. Und als die nunmehr völlig Geheilte in ihre Heimat zurückkehrte, empfand sie sich selbst als lebendiges Denkmal für Quimbys Wunderkraft und seine göttliche Verbundenheit.

Während Quimby seine Arbeit fortsetzte, als sei nichts geschehen, puzzelte Mrs. Eddy-Baker im geheimen an der möglichst verständlichen schriftlichen Niederlegung seiner Idee. Immer wieder erprobte sie ihre jungen Kenntnisse an einfach denkenden Menschen. Endlich aber stand die Zusammenfassung von Quimbys Heilmethode unter dem Titel „Mental Cure“ beziehungsweise „Mind Cure“ („Heilung durch den Geist“) fest.

Selbst heilen konnte Mrs. Eddy-Baker jedoch nicht. Ihre Ichbezogenheit ließ kein Teilen ihrer Kraft zu, auch keine Hinwendung zu anderen. Inzwischen war sie jedoch fest überzeugt, Gott habe ihr die Worte ihrer Heilslehre in die Feder diktiert, so daß sie Quimby gänzlich vergaß. Sein Name taucht in ihrer Selbstbiographie nirgends mehr auf.

Nun aber geschah etwas, das Mrs. Eddy-Baker mit ihrer ganzen „Christian Science“ (der Name der Sekte ist übrigens auch von Quimby übernommen) in die Nähe des biblischen Zauberers Simon Magus rückt.

Sie begann nämlich, Inserate aufzugeben und ihre Heilslehre an Interessierte zu verkaufen.

Die Einkünfte aus diesem Lehrerdasein befriedigten Mrs. Eddy-Baker bald schon nicht mehr. In einem jungen Fabrikarbeiter fand sie einen Mitarbeiter im Geiste. In einem Fifty-Fifty-Abkommen warfen beide ihre Fähigkeiten in einen gemeinsamen Topf: sie die Theorie, er die Praxis.

Der Erfolg dieses Zusammenspiels ist bekannt und unbestritten. Die Aussage Mrs. Eddy-Bakers, Krankheit sei niemals gottgewollt, sondern (teuflische) Verblendung des Menschen, hat vielen Kranken neuen Glaubensmut und, im Bewußtsein von Gottes Hilfe, auch die Kraft zur Selbstheilung geschenkt.

Dennoch bleibt der Abglanz der Scharlatanerie und des alttestamentarischen Kosem, gleich Zauberer und Betrüger, auf Mrs. Eddy-Baker haften. Reklame und Öffentlichkeitsarbeit, Geldmacherei und Betrug, sogar geistiger Diebstahl, sind Machenschaften der „falschen Propheten".

Wenn dieser Eindruck der Sekte abgeschwächt werden sollte, so allenfalls durch ein Wort Jesu. Als seine Jünger sich einst bei ihm über einen beschwerten, welcher kein erklärter Jünger Jesu sei und trotzdem in dessen Namen Teufel austreibe, sagte Jesus zu ihnen: „Ihr sollt's ihm nicht verbieten. Denn es ist niemand, der eine Tat tue in meinem Namen und möge bald übel von mir reden." (Markus, Kapitel 9, Vers 38–41)

Wir haben dem nichts hinzuzufügen.

Die Bewegung der „Christian Science Church" blieb begreiflicherweise nicht allein. Andere spiritistische Sekten entstanden und versuchten mitzuhalten, zu konkurrieren. Die meisten von ihnen blieben kurzlebig.

Gegenwärtig machen die Vereinigungen der sogenannten HUNA-VITA und New Age viel von sich reden.

Während New Age eine wirkliche Neugründung ist und erst auf eine rund siebzigjährige Entstehungsgeschichte zurückblikken kann, basiert HUNA-VITA auf einer uralten Tradition. Ursprünglich aus dem alten Ägypten und Israel stammend, verbreitete sie sich über Polynesien und die USA bis nach Europa. Heinrich Krotoschin, der einzige bevollmächtigte HUNA-Lehrbeauftragte der HUNA-Weltorganisation „Huna Research Associates" mit Sitz in Missouri, USA, trägt in zahlreichen Seminaren viel dazu bei, der alten Lehre zu neuem Leben zu verhelfen.

Bereits vor 5000 Jahren lehrten die eingeweihten Kahunas ihre Schüler ein höheres Wissen hinter der sichtbaren Welt. Dieses Wissen sollte sie befähigen, ihr Schicksal bewußt zu lenken. Das Mittel hierzu wird in der Erziehung und Dienstbarmachung des Unterbewußtseins gesehen. Die Einteilung des Menschen und seines Charakters in drei Bewußtseinsstufen soll den Zugang zu einem geheiligten Geistwesen öffnen und den einzelnen von seinen Erdenproblemen befreien. Geistheilung, auch in der Form von Fernheilung, ist eines der Grundprinzipien der HUNA-Anhänger.

Gegründet 1945 von Max Freedom Long, macht die HUNA-Bewegung besonders in der jüngsten Vergangenheit viel von sich reden. Auch in der Bundesrepublik Deutschland gibt es inzwischen ein großes HUNA-Zentrum. Es befindet sich in Mönchengladbach.

Genug von Sekten und ähnlichen Gruppierungen. Wenden wir uns einmal mehr den Einzelpersonen zu.

Unter den bekanntesten und erfolgreichsten Geistheilern bis in die Gegenwart hinein finden sich die Namen der Engländer Harry Edwards, George Chapman und Tom Johanson an erster Stelle.

Harry Edwards ist als der weltweit erfolgreichste Geistheiler des 20. Jahrhunderts anzusehen. Bis 1935 war er in seiner englischen Heimat als Politiker und Anwalt der Liberalen tätig. Sein Interesse an spiritistischen Angelegenheiten war äußerst mäßig ausgeprägt. Der Gedanke, Geistheiler zu werden, kam ihm nie. Weit eher kann man sagen, daß er ein gestörtes Verhältnis zu allem Übernatürlichen hatte und ihm mit größtem Mißtrauen begegnete.

1935 jedoch besuchte er gemeinsam mit einer Freundin einen spiritistischen Gottesdienst, welcher in einem Privathaus stattfand. Voller Skepsis und mit der Absicht, sich nur ja kein X für ein U vormachen zu lassen, trat Harry Edwards ein. Erstaunlicherweise wurde er im Verlauf des Gottedienstes von mehren anwesenden Medien als ein mit der Heilergabe ausgestatteter Mensch erkannt.

Nur wenig später besuchte der nun neugierig gewordene Harry Edwards erneut spiritistische Gottesdienste. Wie zu erwarten, wurde er auch hier wieder als Geistheiler benannt. Edwards vermochte der Versuchung nicht zu widerstehen, sich nun in einem dieser spiritistischen Kreise als Geistheiler zu betätigen. Bei diesem seinem ersten Fall handelte es sich um einen Bekannten seiner Freundin, welcher mit Schwindsucht im Sterben lag.

Gemeinsam mit den anderen Anwesenden des Gottesdienstes konzentrierte sich Harry Edwards auf diesen Mann. Dabei empfing er vor seinem inneren Auge das Bild des Krankenzimmers und des Patienten in seinem Bett.

Der Kranke wurde geheilt. Als Harry Edwards ihn wenig später persönlich kennenlernte, stellte er überrascht fest, daß sein während des Gottesdienstes empfangenes Bild mit dem Geheilten übereinstimmte.

Von nun an widmete sich Harry Edwards in zunehmendem Maße der Geistheilung. Er begann Theorien über die hilfreiche Anwesenheit von Geistwesen zu entwickeln und machte sich auch sonst für die Sache des Geistheilens stark. Seine Heilergabe trug ihm einen großen Zulauf von Patienten aus aller Welt ein. Meist waren es Kranke, die von der Schulmedizin aufgegeben waren. In fast allen Fällen vermochte Edwards zu helfen oder sogar zu heilen.

Als der Ansturm auf seine Hilfe zu groß wurde und mit einer nur zeitweiligen Tätigkeit nicht mehr abzudecken war, öffnete Harry Edwards den Kranken sein Haus. Hier, in seinem sogenannten Heiligtum, arbeitete er unermüdlich, bis er 1976 starb. Zahlreiche Geistheiler, unter ihnen die heute bekanntesten und erfolgreichsten aus aller Welt, arbeiteten gemeinsam mit Harry Edwards in diesem Heiligtum und wurden seine Schüler. 1959 erlebte Harry Edwards die Genugtuung, daß England die öffentliche Anerkennung der Geistheiler aussprach. Ein Sprecher des englischen Gesundheitsministeriums erklärte, daß diese Anerkennung auf derselben Grundlage wie für alle Priester und Religionsdiener gewährt werde.

Erstmals in der Geschichte Englands war somit ein gleichberechtigtes Nebeneinander von Schulmedizin und Geistheilern möglich geworden. Bereits 1959 zeigten sich rund zweihundert Londoner Krankenhäuser bereit, Geistheiler zu jedem Kranken zuzulassen, sofern dieser deren Hilfe wünsche. Im Laufe der Jahre folgten die übrigen Kliniken diesem Beispiel. Bei Harry Edwards' Tod 1976 war das Zusammenspiel von Arzt und Geistheiler bereits Selbstverständlichkeit. Heute sind es viele tausend englische Geistheiler, welche als anerkannte spiritualistische Priester in Krankenhäusern mit Ärzten zusammenarbeiten. Harry Edwards war einer ihrer engagiertesten und berühmtesten Vorkämpfer.

George Chapman arbeitete nicht wie Harry Edwards in seiner eigenen Person, nur durchströmt von Gottes Heilenergie oder der eines ihm unbekannten gottähnlichen Geistwesens. Er arbeitete vielmehr als Medium eines gewissen Dr. med. William Lang.

Mit anderen Worten, George Chapman verfiel zu Beginn einer jeden Heilertätigkeit in eine tiefe Trance. Sein Geist wurde ausgeschaltet und von jenem des Dr. William Lang ersetzt. Der eigentliche Geistheiler war also nicht George Chapman selbst. Sein Körper wurde Gerät eines längst Verstorbenen, dessen außerirdisches Wissen sich mit diesem geliehenen Körper verwirklichen konnte.

George Chapman wurde 1921 in Liverpool geboren und von seinen Großeltern im anglikanischen Glauben erzogen. Bis 1946 arbeitete er als Ausbilder in der Königlichen Luftwaffe. In Halton bei Aylesbury heiratete er 1944 und wurde ein Jahr später Vater einer Tochter namens Vivian. Das Kind starb jedoch bereits wenige Wochen nach der Geburt.

Bis zu diesem Zeitpunkt hatte nichts in Chapmans Leben auf eine Veranlagung als Medium hingewiesen. Als jedoch sein Töchterchen starb, begann Chapman sich für das Leben nach dem Tode zu interessieren. Sein Wissensdurst reichte von Büchern bis zu einschlägigen spiritistischen Sitzungen, an welchen er bald eifrig teilnahm.

Auf einer dieser Sitzungen machte sich dem in Trance verfallenen Chapman der verstorbene Dr. William Lang bekannt und gab an, auserwählt worden zu sein, durch Chapman zu heilen.

Nach diesem ersten Treffen blieb Dr. William Lang der einzige außerirdische Teilnehmer an Chapmans spiritistischen Sitzungen. Er ließ Chapman wissen, wer er zu Lebzeiten gewesen war, und begann erste Heilversuche mit ihm durchzuführen. So wie man ein neues Instrument zuerst erlernen muß, gelang es Dr. William Lang nur zögernd, sich mit Chapmans Körper zurechtzufinden. Erst allmählich brachte er es in dessen Handhabung zur Vollkommenheit und damit auch zu großartigen Erfolgen.

Wer war nun aber jener mysteriöse Tote, dessen Geist sich Chapmans bemächtigte?

William Lang wurde 1852 in Exter geboren. Seine Schulzeit verbrachte er in der Schweizer Moravia-Schule in Lausanne, wo er Französisch und Deutsch lernte.

1870 begann Lang seine medizinische Ausbildung am Städtischen Krankenhaus in London. Zunächst wurde er Krankenhausarzt, dann Krankenhauschirurg, erweiterte seine Kenntnisse jedoch ständig. Unter anderem befaßte er sich intensiv mit Augenheilkunde.

Ab 1844 wurde er Augenchirurg an der Londoner Zentralaugenanstalt und übernahm zugleich eine Privatpraxis, welche zuvor seinem Freund, einem berühmten Augenchirurgen namens Adams, gehört hatte.

Die Freundschaft Lang–Adams vertiefte sich durch eine Ehe Langs mit einer Cousine Adams'. Aus dieser Ehe ging Langs früh verstorbener Sohn Basil Thorn hervor, welcher ebenfalls Augenarzt wurde.

1937 starb Lang im hohen Alter an den Folgen einer Erkältung. Nach seinem Tod entdeckte Lang, daß er zwar ohne Körper war, jedoch im Vollbesitz seiner geistigen Fähigkeiten und überdies einen ganz irdischen Stolz auf sein medizinisches Können behalten hatte. Da im Jenseits kein Arzt benötigt wird, fühlte er sich dort unzufrieden, ja sogar um ein Recht betrogen. So war er sofort bereit, gemeinsam mit anderen toten Medizinern ein erneutes irdisches Heilen aufzunehmen, als sich ihm dazu nach göttlichem Willen eine Chance bot. Chapman, so ließ er sein künftiges Medium wissen, sei ihm dazu als Körper auserwählt worden.

Chapman schildert Lang als nach wie vor erdverbunden, mit Vorlieben und Abneigungen, auch Patienten gegenüber. Am deutlichsten aber zeige sich diese Erdverbundenheit in Langs Vorliebe für den Doktortitel, welche in England einem Chirurgen gegenüber nicht üblich ist. Dieser wird dort korrekt mit „Mister" angesprochen. Lang jedoch höre es lieber, Dr. Lang genannt zu werden.

Die Heilergemeinschaft Chapman-Lang ist mittlerweise weltberühmt geworden.

Dr. Lang benutzt in der Verkörperung Chapmans für seine Operationen Instrumente aus dem Jenseits, welche er sich zumeist von seinem Sohn Basil Thorn reichen läßt. Im Verlauf der Operationen wird der Körper des Patienten nie berührt, selbst Kleidung muß nicht abgelegt werden. Dr. Lang operiert ausschließlich am Ätherleib des Patienten, welcher den sichtbaren Leib wie eine unsichtbare Eihülle umschließt. Hin und wieder sitzt eine Narbe jedoch so tief, daß sie sich für kurze Zeit auf dem sichtbaren Körper zeigt. Eine Beschränkung auf spezielle Krankheiten kennt Dr. Lang alias Georg Chapman nicht. Jedoch vermag er nicht jeden zu heilen, der ihn aufsucht. Gründe nennt Chapman für diese Mißerfolge nicht. Um so weniger, als er während des Wirkens in der Person des Dr. Lang völlig ausgeschaltet wird und im nachhinein auch nicht die geringste Erinnerung an sein Tun hat.

Es ist also nicht nur so, daß Chapman seine Freizeit im Dienst am Mitmenschen opfert. Er gibt vielmehr einen Großteil seines eigenen Lebens dafür hin, indem er diese Zeiträume einem anderen Geist überläßt und als Ich-Person untertaucht.

Der Patient, welcher George Chapman um Hilfe bittet, kann dessen Verwandlung in Dr. Lang mit eigenen Augen miterleben. Das Gesicht Chapmans, seine Körperhaltung und Stimme, sogar seine Gestik wandelt sich so stark, daß von Chapman nur mehr der äußere Schein erhalten bleibt.

Bekannte und noch lebende Verwandte Langs haben die unfaßbare Ähnlichkeit Chapman-Langs mit Dr. Lang immer wieder bestätigt.

Chapmans Ruhm hat sich seit Jahren alle Welt erobert. Empfehlungen durch andere, Berichte in Presse, Funk und Fernsehen machen auf seine besondere Heilergabe aufmerksam. Inserate oder ähnliche Reklame lehnt Chapman ab.

Sein Haus in der Cromwell Avenue wurde längst zu klein. Ein Umzug war unvermeidlich. Heute arbeitet er in St. Brides, Aylesbury, Bucks, wo er ein eigenes Behandlungszimmer für Dr. Lang eingerichtet hat. Zugleich haben in diesem Haus die Sekretärinnen Platz, welche sich mit der täglich eingehenden Briefeflut befassen. Ein Privatleben hat Chapman so gut wie keines mehr.

Ähnlich wie ihm ergeht es dem heute berühmtesten Geistheiler Englands namens Tom Johanson, welcher sich zu Recht als Mitarbeiter und Schüler Harry Edwards' bezeichnen darf.

1961 in Nordengland geboren, lag es dem jungen Tom Johanson absolut fern, sich spiritistisch zu bilden oder zu betätigen. Im Gegenteil! Er hatte durchaus weltliche Vorstellungen über seine Zukunft, als er sich mit Anfang Zwanzig an der Kunstakademie in London einschrieb. Seine Neigung gehörte der Malerei, und er betrieb sie mit gutem Erfolg. Doch der Spiritismus war ihm unbewußt bereits auf den Fersen.

Er zeigte sich erstmals nach dem Tode von Johansons Bruder, welcher auf See geblieben war. Die Schwiegermutter des Bruders nahm zu dieser Zeit lange schon regelmäßig an spiritistischen Sitzungen teil, da sie über hellseherische Fähigkeiten verfügte. Nach dem Tode des Bruders erfuhr Tom Johanson von ihr, der Bruder habe sich in einer der Sitzungen gezeigt und von seinem Tode erzählt. Tom Johanson beschloß voller Neugier, nun doch einmal selbst an einer solchen Sitzung teilzunehmen.

Von dieser Zeit an beschäftigte sich Tom Johanson näher mit spiritistischen Gedanken und nahm auch Kontakt zu einem bekannten Medium in London auf. Von diesem erfuhr Johanson, daß er übersinnliche Kräfte habe und auch geistheilen könne, sofern er sich innerlich darauf einzustimmen bereit sei. In der Folgezeit setzte sich Tom Johanson mit Englands größter spiritistischer Gesellschaft in London in Verbindung.

Mittlerweise sind Jahre vergangen. Tom Johanson ist selbst Leiter der Gesellschaft geworden und zugleich auch Leiter der dieser Gesellschaft angehörenden Klinik.

Letztere befindet sich im dritten Stockwerk der „Spiritualist Associaton of Great Britain", 33, Belgrave Square in London SW 1.

Kranke, welche täglich behandelt werden müssen, können hier aufgenommen werden. Jeden Tag, auch am Wochenende, stehen hier jedermann Geistheiler und Geistheilerinnen zur Verfügung, welche zwischen 14.00 und 20.00 Uhr umsonst zu heilen versuchen. Eine Voranmeldung ist für den Besuch dieser Klinik nicht nötig. Der Kranke sollte sich jedoch darüber im klaren sein, daß eine Einzelbehandlung nur in den seltensten Fällen den ersehnten Erfolg haben wird. Sinnvoll erscheint es daher, einen längeren Behandlungszeitraum einzuplanen. Tom Johanson ist nicht nur in seinem Geburtsland, sondern auch in der Schweiz, in den USA, Australien und der Bundesrepublik Deutschland als Kapazität bekannt. Seine Seminare, Vortragsreisen und öffentlichen Heildemonstrationen rütteln seine Zuhörer immer wieder zutiefst auf.

Berühmt aber ist der Geistheiler Tom Johanson besonders für seine Gabe, krankhaft veränderte, schmerzende Knochen zu heilen. Diese Gabe erfüllt sich durch bloßes Handauflegen und ein tief verinnerlichtes Gebet, welches jeder Behandlung vorausgeht.

Wer von Tom Johanson spricht, erzählt mit Bewunderung und Dankbarkeit von dessen erfolgreichen Behandlungen an Wirbelsäulen und steifen Gelenken. Einige von uns in der Bundesrepublik Deutschland befragte Geistheiler gaben an, Schüler von Tom Johanson gewesen zu sein und derartige Heilungen in großer Zahl miterlebt zu haben. Oft genügte schon eine einzige Behandlung, um Besserung zu erzielen. Meist aber dauerte es bis zur völligen Heilung Wochen. Fast alle Heilungen erwiesen sich als bleibend, obwohl die zuvor behandelnden Schulmediziner ihren Patienten keine Hoffnung auf Genesung mehr zu machen vermochten.

In seinen Seminaren, welche Tom Johanson ausschließlich in eigener Regie oder aber in Zusammenarbeit mit seriösen Unternehmungen abhält, geht er immer wieder auf die eigentlichen Ursachen einer Krankheit ein und zeigt an Beispielen, warum schon Kinder krank geboren und behindert sind.

„Karmagesetz und Heilung" sind für Tom Johanson Mittelpunkt seines Denkens, dicht gefolgt von den Bereichen Meditation, deren Gefahren und dem Wesen der Geistheilung.

Wenn Geistheilung in der Öffentlichkeit zunehmend mehr Ansehen genießt, so ist dies zu einem großen Teil auch das Verdienst dieses großen Mannes der Gegenwart.

Wir könnten an dieser Stelle damit fortfahren, Namen zu nennen, Anschriften preiszugeben und Hoffnungen zu wekken. Dies möchten wir jedoch vermeiden. Aus gutem Grund, denn wir möchten in keinem Fall in einem Topf landen mit bereits veröffentlichten Berichten über Geistheilung, deren Namenslisten der Kritik nicht standzuhalten vermögen.

Wir haben uns bemüht, Ihnen begreiflich zu machen, daß Geistheilung kein Versprechen ist und daß kein Geistheiler jede Krankheit zu heilen vermag. Ihnen Namen zu nennen, ohne Ihren ganz besonderen Fall zu kennen, hieße Schildbürgerstreiche spielen.

Seit Jahren und verstärkt in den letzten Monaten kann man in allen Illustrierten, Zeitschriften und Boulevardblättern Berichte über Geistheiler und Kranke lesen, welche von der Schulmedizin aufgegeben und dennoch geheilt wurden. Wenngleich man davon ausgehen darf, daß zahlreiche dieser Berichte entweder frei erfunden oder stark verändert und verfälscht wiedergegeben wurden, bleibt doch in einem jeden Bericht eine gewisse Portion Information erhalten. Daß diese nachdenklich stimmt und auf ein reges Echo stößt, beweist das Interesse der Öffentlichkeit.

Um so bedauerlicher, wenn viele Presseberichte und Buchveröffentlichungen der Sache weniger nutzen als schaden. Wer sich aufgrund eines Illustrierten- oder Zeitungsberichtes an einen der dort namentlich vorgestellten Geistheiler wendet, erlebt nur zu oft ein böses Erwachen. Den Berichterstatter trifft nicht immer und grundsätzlich die Schuld daran. Er wird nur in den seltensten Fällen die Zeit und Möglichkeit haben, der Frage nachzugehen, ob er soeben einen Betrüger oder einen wahren Geistheiler der Öffentlichkeit vorgestellt hat. Auch veröffentlichte Fotos beweisen gar nichts, da die Erfahrung lehrt, daß die abgebildeten Leute oft gar nichts mit den darunter ausgedruckten Namen zu tun haben. Daraus folgt, daß derartige Berichte zwar als Sensationsmeldung mit wahrem Kern ihren Wert und ihre Berechtigung haben, daß sie aber mit Vorsicht zu beherzigen sind. Sollten Sie mit einem Geistheiler Kontakt aufnehmen wollen, der Ihnen durch eine Illustrierte empfohlen wurde, erkundigen Sie sich zuvor bei der Gemeinschaft für Geistige Entfaltung, ob dieser dort bekannt ist.

Falls Sie erfahren, daß der Betreffende dort unbekannt ist, Sie aber dennoch das Zutrauen haben, ihn aufzusuchen, bleiben Sie wachsam und vergessen Sie nie, daß der wahre Geistheiler sich nicht an Ihnen bereichern will.

Bei einer nach Ihrem Dafürhalten unseriösen Behandlung melden Sie Namen und Fall ebenfalls bei der Gemeinschaft für Geistige Entfaltung, welche in einem Folgekapitel dieses Buches gesondert besprochen wird.

Eine solche Meldung kann einem anderen Patienten unter Umständen eine schlimme Überraschung ersparen und vielleicht sogar ein Leben retten.

Auch wir geben gern zu, daß wir nicht in der Lage sind, die Spreu vom Weizen zu trennen. Die Anzahl der Geistheiler allein in der Bundesrepublik Deutschland ist für einen Menschen allein nicht mehr überschaubar. Und selbst bei einer relativ kleinen Auswahl wohnen Betrug und Wahrheit nahe beisammen. Der Name auch nur eines Scharlatans in diesem Buch müßte Ihre berechtigten Zweifel am Wahrheitsgehalt jeder Aussage wecken. Sie werden verstehen, daß wir die Bekanntgabe von Namen nebst Anschriften Berufeneren überlassen. Die Gemeinschaft für Geistige Entfaltung wäre einer der richtigen Ansprechpartner.

6

Wer ist ein Geistheiler? Der Geistheiler als Mitmensch

„Ein guter Heiler ist ein fröhlicher Mensch, der selbst schon alle Krankheiten gehabt hat.“ Dieser Ausspruch eines indianischen Medizinmannes scheint uns das Bild des Geist- oder Wunderheilers am einfachsten und klarsten zu kommentieren.

Der Anspruch „fröhlich“ beinhaltet eine tiefe seelische Unbekümmertheit, welche aus der Zuversicht in eine lenkende Hand gespeist wird. Nur wer keine Angst hat, wird fröhlich sein.

Krankheit ist für den Geistheiler immer gleichbedeutend mit Spannungszuständen zwischen Körper und Seele. Wer also alle Krankheiten bereits durchgemacht hat, ist ein Mensch, dem kein Seelenproblem fremd ist.

Ein Problem erkennen, heißt, es zu verstehen.

Betrachten wir nun den Satz des indianischen Magiers ein zweites Mal, erfahren wir ihn erst in seiner vollen Wortbedeutung. Ein guter Heiler ist ein gläubiger Mensch, der seelische Probleme versteht.

Mit den Worten der Bibel klingt dies ganz ähnlich. Erinnern wir uns des Gelähmten zu Kapernaum.

Jesus heilte seine Seele, um den Leib zu heilen. Und er setzte als einzige Bedingung zur Erlangung göttlicher Heilkraft einen festen Glauben des Patienten voraus.

In diesen beiden Polen Glaube und Krankheit gleich Seelenproblem dreht sich der Begriff des Magiers, Medizinmannes oder Geistheilers seit alters her. Weder die Taten Jesu noch die Erläuterungen heute lebender Geistheiler erheben einen anderslautenden Anspruch.

Liest man Berichte über Geistheilung und befragt heute tätige Geistheiler, stellt man übereinstimmend fest, daß den mit Heilkraft begabten Menschen diese Kraft in die Wiege gelegt wurde.

Bei vielen von ihnen zeigen sich erste Auswirkungen dieser Kraft schon im frühen Kindesalter. Da ist die Rede von dem kleinen Mädchen, das Mutter, Tante und Freundinnen durch zärtliches Streicheln heftige Migräneanfälle vertreiben konnte. Oder von dem Buben, der einem anderen Kraft zu ungewöhnlichen sportlichen Leistungen „andenken" konnte. Weiter von dem Mädchen, dessen Fersen die Ischiasschmerzen des Vaters beseitigten, sobald dieser sein Töchterchen Huckepack spazierentrug.

Von einem Jungen ist zu lesen, der seiner sterbenden Mutter eine Tasse Kaffee aufbrühte, weil ihn ein plötzlicher innerer Zwang dazu trieb. Eine Tasse Kaffee übrigens, nach deren Genuß die Mutter genas und ein biblisches Alter erreichte.

Die Reihe dieser Beispiele ließe sich beliebig fortsetzen. Doch würde dies zu weit an der Zielsetzung unseres Themas vorbeilaufen.

Wichtig ist, daß die entscheidende Mehrheit der Geistheiler ihre besondere Kraft zunächst unbewußt erlebte. Als Kinder dachten sie sich nichts dabei und nahmen ihre Fähigkeiten als eine willkommene Spielerei. Weniger willkommen waren dieselben nur in der Form von Hellsichtigkeit.

Wenn zum Beispiel ein kleines Mädchen am Grabe eines soeben Beigesetzten diesen in seiner Geist-Erscheinung sieht und auch bei anderen Gelegenheiten immer wieder Verstorbenen begegnet, ist dies mit Sicherheit äußerst verwirrend und erschreckend für ein zartes Gemüt. Auch beglückt es schwerlich, schon als Kind angesichts eines wildfremden Menschen zu wissen, an welcher Krankheit dieser leidet oder wann er sterben müsse.

Hellsichtige Menschen lernten mitunter rasch, doch stets begleitet von schweren inneren Kämpfen, die Gabe des Zweiten Gesichtes als gottgewollt anzusehen und in Demut hinzunehmen. Oft war die Hellsichtigkeit verbunden mit einem untrüglichen Wissen von der Art einer Heilungsmöglichkeit für den

Kranken. Häufiger fühlten Hellseher sich jedoch ausdrücklich zum Heilen berufen.

Das heißt, sie wurden von einer inneren Stimme zum Heilen aufgefordert. Dies geschah zumeist im Traum oder einer Art Vision während eines Gebetes.

Andere Menschen mit schlummernden, ihnen selbst völlig unbewußten Kräften, bedurften eines Anstoßes von außen oder ebenfalls einer ausdrücklichen inneren Berufung im Anschluß an einen konkreten Denkanstoß von außen, ehe sie ihre Gabe erkannten.

Sehr oft wird von Geistheilern berichtet, sie seien von einer schweren Krankheit heimgesucht worden, welche unter der Behandlung eines Schulmediziners nicht abgeklungen sei. Von Verwandten, oftmals der Mutter oder auch Freunden, sei ihnen schließlich ein Geistheiler, Gesundbeter oder Handaufleger empfohlen worden. Mit dem Gedanken „Schaden kann es ja nicht!“ entschlossen sich die Leidenden der Mutter oder dem Freund zuliebe zu einem Versuch.

Der Heilerfolg stellte sich durchweg ein. Überdies aber machte der behandelnde Geistheiler seinen Patienten auf die in jenem bereitliegenden eigenen Kräfte aufmerksam.

Von nun an setzte sich das Räderwerk des künftigen Geistheilers unaufhaltsam in Bewegung.

Die Behauptung des Geistheilers, zu welchem der mit Heilkraft begabte Patient ein festes Vertrauen gefaßt hatte, ließ sich einfach nicht aus dem Bewußtsein verdrängen. In Gedanken begann der frühere Patient Ereignisse auszuloten, die ihm selbst in der Vergangenheit widerfahren waren und wegen ihrer besonderen Art irgendwie rätselhaft erschienen. Ein Beispiel mochte sein, daß die Armbanduhr am eigenen Arm nie richtig gehen wollte, bei anderen jedoch auf die Sekunde stimmte. Oder die Tatsache, daß immer wieder Kollegen baten, man möge ihnen doch mal wieder den Kopfschmerz vertreiben.

Schließlich hatte der künftige Geistheiler meist so viel zusammengegrübelt, daß sein Bedürfnis nach echter Information über das Wesen der Geistheilung unstillbar wurde. Ein Stapel einschlägiger Bücher wurde beschafft, in den sich der Wissensdurstige unverzüglich vertiefte.

Fast immer bestätigte die Lektüre Eindrücke und Erfahrungen des Lesers. Insgeheim begann dieser nun, sich mit seiner Begabung als Geistheiler wie mit einer Tatsache auseinanderzusetzen. Sehr oft führten diese zögernden Annäherungsversuche an die immer noch schleierhafte Begabung zu einem ersten Testversuch, welcher überwiegend an vertrauten Personen vorgenommen wurde. Manchmal bat der seiner selbst noch ungewisse Geistheiler auch darum, einem offensichtlich Leidenden, welchen er zufällig getroffen hatte, die Hand auflegen zu dürfen. In wieder anderen Fällen versuchte der neue Geistheiler heimlich wie zufällig seine Kunst. Der Heilerfolg dieser ersten Testversuche blieb nirgendwo aus.

Wer sich indessen selbst trotz aller intensiven Gedanken zur Gabe des Geistheilens so wenig vertraute, daß er sich die Möglichkeit dieser Gabe absprach, der wurde in einem Traumgesicht zum Geistheiler berufen. Diesen Traum schildern die meisten Betroffenen sehr ähnlich. Ein helles Licht brach in ihrem Innern oder auch vor ihren Augen aus. Darin ertönte eine Stimme mit dem gezielt und genau formulierten Befehl, künftig der Menschheit als Geistheiler zu dienen.

Das Licht spielt in allen Schilderungen von Visionen seit jeher eine große Rolle. Vergegenwärtigen wir uns Gemälde alter Meister, Schilderungen aus dem Leben großer Heiliger oder die Berichte Mose auf dem Weg ins Gelobte Land! Gott und seine Erscheinungsbilder stehen stets im Feuer beziehungsweise inmitten eines blendenden Lichtes.

Jesus selbst sprach es in der Bibel aus: „Dieweil ich bin in der Welt, bin ich das Licht der Welt." (Johannes, Kapitel 11, Vers 1–45)

Setzen wir alle diese Aussagen in Beziehung zu unserem eingangs angeführten Ausspruch des indianischen Magiers, erkennen wir klar die gemeinsamen Linien.

Der Geistheiler unter uns durchlebte zumeist eine schwerwiegende Erkrankung. Von dieser genas er erst, als er die Störungen seiner Seele aufspürte und ausräumen konnte. Diese Erfahrung wurde zum Schlüsselerlebnis, welches ihm zu tiefem Glauben in Gottes Allmacht verhalf sowie der Kraft, aus diesem Glauben heraus andere zu heilen. Somit wurde der Anspruch des Glaubens erfüllt, wie auch der des Verständnisses für die Seele, welche beiden der indianische Magier als die Vorzüge des echten Geistheilers hervorhob.

Selbstverständlich arbeitet und wirkt jeder Geistheiler anders. Abhängig von der Art und Erkenntnisfähigkeit seiner Persönlichkeit wird er seine Methode wählen und im Laufe der Jahre vervollkommnen.

Die meisten Geistheiler benötigen indes für ihre Heilkunst kein anderes Werkzeug als ihre Hände. Das Behandlungszimmer ist sehr oft die gute Stube daheim, in welcher sich der Patient vom ersten Augenblick an vertrauter fühlen darf als in jedem Wartezimmer eines Schulmediziners.

Andere Geistheiler nutzen so geheimnisumwobene Gegenstände wie Wünschelruten und/oder Pendel aus den verschiedenartigsten Materialien, um Krankheiten aufzuspüren. Ihr Zucken oder Schwingen verrät dem Geistheiler, wo er die Krankheit zu suchen hat. Eine Behandlungsmethode ergibt sich hier meist aus der Naturkunde und der Pflanzenkenntnis des Geistheilers.

Wenn dem Bild des Geistheilers von heute immer noch etwas Unheimliches anhaftet, hängt dies keineswegs mit seiner außergewöhnlich anzusehenden Gestalt zusammen. Scheu und Ehrfurcht vor dem Unbegreiflichen, dem Übermenschlich-Göttlichen, ist uns als Archetypus, das heißt, als Urerfahrung der Seele vererbt. Das Unerklärliche des Geistlebens rührt in uns diesen Archetypus an.

Zu welchen Angsthandlungen der Mensch fähig ist, wenn er vor etwas Unbegreiflichem steht, lehrt am besten die Geschichte der Hexenverfolgungen.

Millionen von Frauen – aber auch Männer und Kinder – wurden auf die grauenhafteste Weise zu Geständnissen ihrer Pakte mit Satan gezwungen. Geschmäht und von allen Mitmenschen verdammt, wurden die vermeintlichen Menschenfeinde als Hexen, Zauberer und Satansbrut auf dem Scheiterhaufen verbrannt.

Das Feuer – auch hier wieder das Lichtelement als reine und reinigende Kraft Gottes – sollte die Seelen der Verurteilten läutern und ihre Sünden auslöschen.

Längst weiß man, daß diese Menschen unschuldig starben. Von vielen angeblichen Hexen ist aus geschichtlichen Unterlagen bewiesen, daß sie den Beruf der Hebamme, der Naturheilerin oder Kräuterfrau ausübten, daß sie anderen die Hände auflegten und magische Kraft besaßen. Diese Kraft setzte sie in den Stand, Vieh und menschliche Gebrechen zu heilen.

Gotteswunder sah man in dieser Gabe nur, solange die ererbte Scheu der Seele vor dem Magischen nicht in die nackte Angst vor dem Bösen umschlug. Angst treibt zum Angriff. Diese Erkenntnis ist nicht neu. Kriege gehen auf sie zurück; Streitigkeiten und Morde haben in ihr ihre eigentliche und tiefste Ursache.

Wie lebendig die Angst der Menschheit vor dem Bösen auch in heutiger Zeit ist, erfährt jeder Geistheiler irgendwann im Leben.

Die seit Jahrhunderten höher wertgeschätzte Beweissucht mit allen Folgen für die Verabsolutierung des Verstandes läßt keinen Platz für Wunderglauben. Ein Geistheiler muß notwendigerweise auch ein Betrüger und Spinner sein. Sogar ein äußerst geschickter, da man ihm ja nicht auf die Schliche kommen kann.

Diese Meinung der breiten Masse unserer Bevölkerung schließt Toleranz und Respekt vor dem Geheimnis der Schöpfung und ihrem Schöpfer aus.

Sie führt zugleich dazu, daß der Geistheiler sich verstecken muß, wenn er in Ruhe und Frieden leben will. Mundpropaganda bringt ihm seine Kranken ins Haus.

Der Kranke aber begibt sich zumeist heimlich ins Haus des Geistheilers.

Man will nicht ins Gerede kommen, will nicht verlacht und erst recht nicht mit neugierigen Fragen belästigt werden. Wenn man aber von der Behandlung bei einem Geistheiler heimkehrt, diskutiert man mit seinen Lebenspartnern jedes Wort, jede Geste. Man weiß selbst nicht, ob man sich zu etwas bekennen soll, das man vielleicht erfühlen, aber in keinem Fall erklären kann. Aus solcher Unsicherheit heraus werden Erfolge einer Geistheilung als glatter Humbug oder Einbildung abgetan. Der Glaube in Gottes Allmacht hat Federn gelassen; desto mehr, je weiter die Wissenschaft die Weisheit des Lebens zu entschlüsseln glaubte.

Gott scheint weit von uns entfernt. Wir trauen ihm die Wunder der Bibel im Alten und Neuen Testament in der Gegenwart nicht mehr zu. Oder doch?

Den Geistheiler treffen Spott und Verachtung seiner Mitmenschen, oft sogar seiner engsten Angehörigen, besonders hart. Gleichgültig, wie man selbst zur Sache stehen mag, muß man denen, die da in vollem Ernst und mit allen Konsequenzen als Gottes Kanal dienen wollen, eine ungewöhnliche Gefühlswelt zuerkennen. In Menschenliebe und Opferwillen werden hier Freizeit, Energie und Freude eingesetzt, wie dies selten anderswo der Fall ist.

Daß aber eine so dem Mitmenschen geöffnete Persönlichkeit leichter verletzlich ist als andere, leuchtet ein.

Auch Jesus hatte seine Erfahrungen mit Zweiflern, Besserwissern und solchen, die ihn als Betrüger ablehnten. „Nirgends", sprach er, „hat ein Prophet so wenig Ansehen wie in seiner Heimat und in seiner Familie." (Matthäus, Kapitel 13, Vers 54 und 47)

Wenn sogar Jesus als großes, übermenschliches Vorbild aller Geistheiler aus diesem Verhalten seiner Mitmenschen den Schluß zog, in der Umgebung dieser Leute „nur wenige Wunder" zu wirken (Matthäus, Kapitel 13, Vers 58), wieviel eher dann der „normale" Geistheiler.

Probleme mit Behörden, Polizei und meist zahlreiche Umzüge gehören für den Geistheiler zum Alltag. Nur wenige von ihnen sind stark genug, sich nicht anfeinden zu lassen und in ihrer angestammten Heimat zu bleiben.

Erschwerend kommt hinzu, daß Geistheiler in Deutschland gesetzlich nicht zugelassen sind. Wer an seine gottgewollte Aufgabe glaubt und dieselbe auch ausüben möchte, ohne mit dem Gesetz in Konflikt zu geraten, muß sich unter dem Deckmantel eines anderen Berufes verbergen. Viele nutzen hierzu die Chance, indem sie beispielsweise Heilpraktiker werden oder vergleichbare Berufe ergreifen. Der eine oder andere Geistheiler arbeitet sogar innerhalb der Praxis eines zugelassenen Schulmediziners. Hierzu ist allerdings eine Ausbildung als

Krankenschwester, medizinisch-technischer Assistent oder ähnliches unbedingte Voraussetzung.

Die Dunkelziffer derer, die ohne jede offizielle Zulassung wirken, ist hoch. Ihre Namen teilt man sich im Flüsterton mit, werden von Mund zu Mund weitergegeben. Vielen Kranken gilt schon der Zufall, welcher sie mit einem dieser Namen bekannt machte, als Fingerzeig Gottes.

7

Der Geistheiler als Medium

Das Wort „Medium“ entstammt der lateinischen Sprache, welche die deutsche stark mitgeprägt hat. Übertragen bedeutet es soviel wie „Mitte“.

Die Forschung der Parapsychologie wandte das Wort, entsprechend seiner ursprünglichen Bedeutung, für einen Menschen an, welcher als Vermittler wirkt. Als Vermittler nämlich zwischen zwei geistigen Ebenen. Erstens die Ebene des Außerirdischen und Übermenschlichen, zweitens die Ebene des Gegenwärtigen und Menschlichen, wie wir alle es kennen.

Das Medium ist ein Mensch, welcher sich als empfänglich erweist für eine fremde Geistkraft. Diese Geistkraft kann rein menschlicher Natur sein und etwa von einem Hypnotiseur ausgehen. Sie kann aber auch übermenschlicher Natur sein und von einem Geistwesen außerirdischer Herkunft stammen. Das Medium legt für eine gewisse Zeit sein eigenes Ich ab. Der Fachausdruck heißt hier „Ego“; ein Wort, welches ebenfalls aus dem Lateinischen entlehnt wurde. Zu deutsch heißt es schlicht und einfach „ich“.

Während das Medium sich selbst, sein Ego, zurücknimmt und ganz und gar für einen fremden Einfluß öffnet, bemächtigt sich seiner eine unbekannte Kraft und bedient sich seines Körpers.

In diesem Sinne ist jeder Geistheiler, selbst Jesus, ein Medium. Stellt er sich doch völlig auf seinen Patienten ein, bis er fühlt, wie dieser fühlt, und bittet sodann um Hilfe von Gott, als dem obersten Geistwesen.

Gottes Geist bemächtigt sich nun des Menschen, des Mediums, und wirkt durch dessen Körper. Der handelnde Mensch wirkt somit etwa wie ein ferngesteuertes Auto. Ohne eine Kraft von außen – in diesem Falle Gottes Kraft – geschähe nichts. Erste Voraussetzung für den Menschen, der sich für einen außerirdischen Kraftstrom bereithält, ist die Liebe. Und zwar eine Liebe zum Nächsten, die so innig ist, daß der Liebende seine eigenen Bedürfnisse und seine eigene Person darüber vergißt.

„Liebe deinen Nächsten wie dich selbst!“ heißt es in der Bibel. Man könnte auch sagen: „Liebe deinen Nächsten, als wärest du er selbst!“ Denn in genau diesem Wortlaut erklärt sich die gefühlsmäßige Hinwendung eines Geistheilers an seine Mitmenschen.

Ansätze zur Nächstenliebe beweist jeder Mensch. Allein die Kraft dieser Liebe ist unterschiedlich. Doch nur in der totalen Erfüllung des göttlichen Auftrages zur Nächstenliebe gelingt es dem Menschen, sein Ego auszuschalten und das Du zum Ich zu verkehren.

Die Liebe des Menschen wendet sich jedoch nur in den seltensten Fällen allen Menschen zu, bekannt oder unbekannt. Weit öfter liebt ein bestimmter Mensch einen anderen bestimmten Menschen. Diese Liebe kann den Tod so leidenschaftlich überdauern, daß der Lebende den Toten nicht aus seinen Gedanken entläßt. „Er gönnt ihm keine Ruhe im Grab“, sagt der Volksmund.

Befragte Medien erklärten ihre erste Kontaktaufnahme mit außerirdischen Geistwesen durch liebende Gedankenkraft. Sie schilderten, den geliebten Verstorbenen in Gedanken immer wieder gesucht und gerufen zu haben. Ihr Interesse am alltäglichen Leben verblaßte gegenüber der Sehnsucht nach einer Wiederherstellung der verlorenen Liebesbeziehung. Meist begann der Suchende, sich mit parapsychologischen Büchern zu befassen und Kontakte zu spiritistischen Kreisen aufzunehmen. Im Regelfall gelang es dem Suchenden, über Mitglieder derartiger Zirkel eine erste Antwort aus dem Jenseits zu erhalten. Aber oftmals dauerte es Jahre, bis dieser vage erste Kontakt sich festigte und zu einer dauerhaften Beziehung führen konnte.

Der bloße Wunsch nach einer Vertiefung der ersten Kontakte erwies sich immer als unzulänglich. Der Wille mußte hinzukommen, das Ego auszuschalten und eine gewisse Gedankenleere in sich selbst hervorzurufen. Eine Leere, welche augenblicklich dem herbeigesehnten Geistwesen offen zur Verfügung stand.

Ein derartig einschneidender Eingriff in die eigene Persönlichkeit gelang den meisten Medien nur mit Hilfe eines bewußt herbeigeführten Trancezustandes. Dieser kann durch den Einfluß eines begabten Hypnotiseurs erreicht werden. Viele Medien benötigen jedoch keine fremde Hilfe, sondern gelangen über eine immer tiefer werdende Meditation in den gewünschten Ausnahmezustand. Andere Medien verfallen nicht in tiefe Trance, in welcher sie von sich selbst nichts mehr wissen und sich auch nach der geistigen Rückkehr an nichts erinnern können. Statt dessen geraten sie in einen tranceähnlichen Wachzustand, in welchem sie sich selbst beobachten können.

Ist ein erster dauerhafter, jederzeit oder zu regelmäßigen Zeitpunkten aufzunehmender Kontakt erreicht, vermag das Medium seine Kontaktperson um weitere Verbindungen zu anderen Geistwesen zu bitten. Diese Verbindungen können im Auftrag fremder Menschen durch das Medium gesucht werden. Befragte versichern, das Medium habe ihnen Namen, Anschriften, Lebensdaten und Geheimnisse ermitteln können, welche unmöglich auf anderem Wege zu erfahren gewesen seien.

Wichtiger erscheint die verblüffende Feststellung, daß vom Zeitpunkt der ersten dauerhaften Jenseitsbeziehung das Medium für jedes Geistwesen offensteht, welches seinerseits nach einem Menschen sucht.

Eine solche Gedankenrichtung muß dem nicht medial Begabten oder Interessierten als völlig absurd und sogar als gefährlicher Humbug erscheinen. Es fällt außerordentlich schwer, einem solchen Phänomen mit logischem Denken folgen zu wollen.

Tatsache ist, daß es eine Vielzahl verschiedenster Medien gibt, welche sich selbst unter den Scheffel eines namhaften Verstorbenen stellen und in dessen Geist Heilungen vollziehen, hellsehen oder Lebenszusammenhänge erkennen. Es gibt die erstaunlichsten Berichte über Trancemedien, welche mit fremder Stimme zu sprechen beginnen, deren Handschrift sich grundlegend verändert oder welche plötzlich Kunstwerke der Malerei, Bildnerei, Musik oder einer anderen schönen Kunst vollbringen, obwohl sie als Ego-Person gänzlich und bewiesenermaßen unbegabt sind.

Stimme, Handschrift, Kunstwerk, alles wird von Angehörigen der durch das Medium benannten Verstorbenen wiedererkannt, beziehungsweise von Kunstkennern zugeordnet.

Befragte Medien selbst erbringen zahlreiche Erklärungen dafür, daß und wie ein Geistwesen erreichbar sei oder warum es seinerseits Menschenkontakt suche.

Nach ihrer Schilderung werde einem jeden Verstorbenen in den ersten Phasen seines Todes Rechenschaft über sein Leben abverlangt. Gleich danach werde ihm die Wahl belassen, sich zur Vervollkommnung seiner Kenntnisse und seiner Seele als Geistwesen zu betätigen oder nicht. Wer zustimme, müsse sich auf die grundsätzlich lange und oft vergebliche Suche nach einem geeigneten Medium begeben.

Nur das Zusammentreffen mit intensiven Liebeswellen, welche von einem Menschen ins Jenseits entsandt würden, vermöge die suchende Geistsubstanz des Verstorbenen zu beleben und mit Tatkraft zu erfüllen.

Immer wieder malen Medien in ihren Trance- oder Halbtrancezuständen abstrakt scheinende Bilder in zarten Pastellfarben. Dargestellt werden kometenhafte Wesen mit oder ohne Gesicht, welche sich in Verbindung setzen mit sphärenhaften Kreisen, Kugeln oder Ellipsen. Erläuterungen dieser Bilder diktieren sich den Medien ebenso in die Hand wie die Zeichnungen selbst. Fast durchweg besagen sie, daß jene Ellipsen, welche sich wie Planetenringe um ein Zentrum bewegen, den Aufbau des Geistwesens in seiner suchenden Funktion darstellen.

In etwa läßt sich eine derartige Wechselwirkung von Geistwesen und Medium vergleichen mit Sender und Empfänger unserer hochmodernen Stromsysteme. Strahlt der Sender gewisse Wellen aus, wandelt der Empfänger dieselben in Bilder um. Wie zwischen Sender und Empfänger unserer technologischen Systeme ein harmonisches Feld vorhanden sein muß, um Leistung zu garantieren, gilt dieses Gesetz auch für den geistigen Bereich.

Das harmonische Feld technischer Geräte kann zum Beispiel Gleichstrom sein. Das harmonische Feld geistiger Strömungen ist das einer bewußt und kraftvoll eingesetzten Liebe.

Einer der bekanntesten Verfechter jener Theorie, jeder Geistheiler werde von übersinnlichen Wesenheiten gelenkt, war der erfolgreiche englische Geistheiler Harry Edwards. Nach seiner Meinung entsendet Gott auf den dringenden Wunsch eines Menschen, welcher von reiner Nächstenliebe erfüllt wird, einen oder mehrere Heilungsdiener.

Je nachdem, wie gebildet der entsandte Heilungsdiener ist, vermag er eine Krankheit besser oder schlechter zu erkennen und zu heilen. Der Geistheiler empfängt die Anweisungen des Heilungsdieners – andere nennen ihn Geistführer – und gibt sie an den Patienten weiter. Harry Edwards erinnert bei der Verfechtung dieser Idee, welche übrigens weit verbreitet ist, an Engel, Propheten, Stimmen, Dämonen und Teufel, von denen in Geschichtsschreibung und Bibel oft die Rede ist. Sie alle sind nach seiner Auffassung beständig um den Menschen und warten auf ihre Chance, aus dem Jenseits tätig werden zu können. Zahlreiche Medien sind nach eigener unbeweisbarer Darstellung imstande, diese Geistwesen wahrhaftig zu sehen. Es sind dies durchweg Medien mit einer ausgeprägten visualisierenden Begabung, welche sich nicht mit dem Hauptziel Heilung, sondern dem der Jenseitsbegegnungen befassen. Dank ihrer intensiven Gedankenkraft gelingt es ihnen, Bilder zu erzeugen, welche unter gewissen Bedingungen auf unbegabtere Mitmenschen übertragbar sind. Eine dieser Bedingungen wäre, eine geistige Beziehung im Rahmen einer gemeinsamen Meditation zu schaffen.

Eines der berühmtesten Medien, welches unzählige Kranke erfolgreich behandelte, ist der Engländer George Chapman, von dem wir bereits berichteten.

Harry Edwards würde das Geistwesen Dr. William Lang als Heilungsdiener Gottes bezeichnet haben.

Daß ein solcher Heilungsdiener sich nicht nur eines, sondern verschiedener Medien bedienen kann, mag unter anderem die mediale Geistheilerin Lucy Geminger aus Straßburg bezeugen. Nach eigener Darstellung ist sie eine einfache Frau aus dem

Volk, welche niemals auf den Einfall gekommen wäre, etwas Ungewöhnliches leisten zu wollen. Nach einer harten Kindheit, einer unglücklichen Jugendromanze und einer gescheiterten Ehe mußte die Mutter von vier Kindern sich allein durchs Leben schlagen. Das tägliche Brot für fünf hungrige Münder schaffen zu müssen, war nicht immer leicht. Hinzu kam der stete Gedanke an den inzwischen im Krieg gefallenen Jugendfreund, welcher in Lucy Geminger kaum den Wunsch nach einer neuen Liebe aufkommen ließ. Hilfe und Trost glaubte sie in Büchern parapsychologischer Art zu finden.

Als die Kinder aus dem Gröbsten heraus waren, schloß Lucy Geminger sich einem spiritistischen Zirkel an und fand schließlich Kontakt ins Jenseits. Zunächst handelte es sich dabei um ihren Jugendfreund, dann um bereits verstorbene Verwandte. Eines Tages trat Dr. William Lang aus dem Dunkel.

„Lucy, wenn du willst, kann ich durch dich operieren!" Dieses Versprechen Dr. William Langs, welches Lucy Geminger eines Abends durch das Hilfsmittel des automatischen Schreibens erhielt, zog eine mühevolle Wartezeit nach sich. Monatelang bemühte sich Lucy Geminger vergeblich, eine völlige innere Offenheit für ihren Geistführer zu erreichen. Immer stärker setzte die Angst ein, bei einem Versagen für ihre Schwäche jetzt und in einer anderen Zukunft zur Rechenschaft gezogen zu werden. Endlich aber schaffte sie mit aller Willenskraft den letzten entscheidenden Schritt. Der Kontakt zu Dr. William Lang war nicht nur hergestellt, sondern von nun an jederzeit aufzunehmen.

Der Heilungsauftrag an Lucy Geminger setzte augenblicklich ein. Patienten kamen auf sie zu, zögernd erst, doch bald schon in größerer Zahl. Lucy Geminger und ihr Heilerfolg durch Dr. William Lang sprach sich herum.

Ihr Leben als Medium erfüllt Lucy Geminger bis heute vollkommen. Ihr Leben als Frau, Mutter und Großmutter bedeutet ihr dagegen wenig. Kaum, daß es sie schmerzt, sich von ihren nunmehr erwachsenen Kindern unverstanden zu wissen.

Die ganz große Enttäuschung ihres Lebens brachte ihr eine Begegnung mit George Chapman, welchen sie auf Geheiß ihres Geistführers in seiner Heimatstadt aufsuchte. Chapman erkannte Lucy Geminger nämlich nicht als Medium Langs an, da er in Lucy Gemingers schriftlichen Nachrichten von Lang nicht dessen Handschrift erkennen wollte.

Lucy Geminger berichtete, Dr. William Lang habe sich zornig mit Chapman unterhalten und ihn zu überzeugen versucht, doch Chapman habe dennoch nichts von ihrer Berufung wissen wollen. Inzwischen, setzt Lucy Geminger mit dem ihr eigenen kleinen Lächeln hinzu, mache ihr diese Begegnung nichts mehr aus. Der Erfolg ihrer Arbeit gebe ihr recht. Alles andere sei nicht so wichtig.

Befragt, wie sie denn heile, antwortet sie fast verlegen: „Ich weiß es nicht."

Ihre Hände tun automatisch das Richtige, vollführen Bewegungen in Zentimeterentfernung vom Körper des Patienten und – heilen. Wenn sie ratlos ist, wenn sie ein Problem hat, wann immer sie Hilfe braucht – William weiß, was geschehen muß. Sein Geist diktiert es Lucy Geminger in die Hand. Sei es schriftlich, langen Briefen nicht unähnlich. Sei es in heilenden Gesten. Lucy Geminger vermag nichts von allein.

Sobald Dr. William Langs Geist sie erfülle, verändere sie sich total, sagt sie.

Sie schildert sich selbst als ein wenig eitel, immer viel zu lebhaft und nie besonders tief engagiert. Wer der zierlichen älteren Dame gegenübersitzt, glaubt ihr diese Schilderung aufs Wort. Immer noch quillt alles an ihr über, erfüllt ihr lebhaftes Temperament jedes Wort, jede Geste.

Doch mit William werde sie ganz still, ganz ruhig. Sein Geist erfülle sie mit einer ungeheuren inneren Kraft, welche sie warm und leuchtend in sich spüre. Sobald sie einem Patienten gegenübersitze und ihre Hände nahe seinem Körper tasten lasse, fühle sie über der erkrankten Stelle oft eine kurze, heftige Hitze oder ein starkes Vibrieren. Der Patient selbst empfange von ihr eine Strahlung, welche er ebenfalls als warm und wohltuend empfinde.

Nein, sie wisse nie, ob sie einen Patienten heilen könne. Auch Geld verlange sie nicht. William allein wisse. Wenn er wolle und von Gott Erlaubnis habe, werde er heilen. Geld bedeute ihm nichts. Er könne es ja im Jenseits nicht brauchen.

Aber Lucy Geminger selbst? Nun ja, meint sie, wenn einer unbedingt etwas spenden, etwas schenken wolle... Aber verlangen wolle sie nichts. Die Freude an ihrem Tun durch Gottes Gnade und Williams Hilfe sei ihr Leben und zugleich ihr Lohn.

Ein wenig traurig ist sie, nicht noch viel mehr Menschen helfen zu können. Die Mundpropaganda schreitet langsam voran. William, so Lucy Geminger, dränge sie, noch viel mehr zu tun. Doch Inserate, in denen sie ihre Hilfe anbietet, lehnen ihr die Tageszeitungen sowohl in Straßburg als auch im nahen Deutschland ab. Eine Erfahrung übrigens, die zahlreiche andere Geistheiler mit ihr teilen. Die Einsicht, daß Inserate wohl kaum der rechte Weg zum Helfen sein können, ist Lucy Geminger überdies schon längst gekommen. William fand es nicht gut.

„Wozu habe ich denn die heilenden Hände bekommen?" fragte in diesem Zusammenhang eine Frankfurter Geistheilerin in einem Interview fast verzweifelt. Vielen anderen Kollegen sprach sie damit gewiß aus der Seele. Der Wunsch, helfen zu dürfen, läßt sich offensichtlich nur schwer in Geduld fassen.

Geduld und Demut aber sind die Eigenschaften, nach denen jeder Geistheiler mit aller Kraft streben muß.

Fassen wir kurz zusammen.

Wir haben gesehen, daß Medien im parapsychologischen Sinne – also mit namentlich benennbaren und identifizierbaren Geistführern aus dem Jenseits – unter vergleichbaren Bedingungen wirken wie andere Geistheiler.

Der eigentliche Unterschied zwischen beiden Arten besteht in der Geistperson, an welche eine Fürbitte gerichtet wird. Eine bekannte Geistheilerin aus Neckarbischofsheim, die nicht als erklärtes Medium wirkt, sondern in ihrer eigenen Ego-Person, formulierte diesen Unterschied so:

„Ich wende mich nicht an einen Geistführer, sondern nur an Gott, der der Höchste ist. Wen er mir sendet, ist mir gleich, denn alle Hilfe kommt von ihm."

8

Geistheiler – ein Beruf wie jeder andere?

Die Bibel, die Geschichtsforschung und beweiskräftige schulmedizinische Gutachten auch unserer jüngsten Vergangenheit belegen, daß es Wunderdinge durch die Kraft eines übermenschlichen Geistes gibt. Als Übermittler dieser Geist-Kraft dient der sogenannte Geistheiler.

Oft erzielt er seine verstandesmäßig nicht oder doch noch nicht erklärbaren Heilerfolge mit Hilfe einer bestimmten Heilmethode. Doch ebenso häufig gelingen ihm dieselben ohne jede Methode. Der Verdacht liegt nahe, den Erfolg des Geistheilers unabhängig von der angewandten Heilmethode zu sehen. Dennoch schießen sozusagen zwischen Nacht und Morgendämmerung Schulen, Institute und Lehrkräfte aus dem Boden, die sich erbötig machen, jedem Menschen eine Ausbildung zum perfekten Geistheiler angedeihen zu lassen.

Da gibt es Kurz- und Langzeitseminare, Einzelvorträge und Serien, persönliche Beratungsstunden und die Zusage, alles nötige Wissen in anderthalb Tagen für einen Unkostenbeitrag von 250 DM an aufwärts zu vermitteln.

Der Unkostenbeitrag wird als reiner Deckungsbetrag für tatsächlich entstandene Selbstkosten des jeweiligen Kursleiters oder Institutes angegeben. Ein höheres Entgelt werde – wie es oft schon in den kostenfrei versandten Informationsblättern heißt – nicht erhoben, um das Finanzamt vom Gewinn auszukoppeln.

Eine der Ausbildungsstätten nennt sich „Akademie für Geistige Wissenschaft".

Dieser Name allein trägt schon dazu bei, der Ausbildungsstätte einen möglichst seriösen Klang zu verleihen. Akademie, das hört sich nach echtem Studium an, nach einer Zugehörigkeit zu einem Universitätsbetrieb, zumindest aber nach einem gewissen Verstandesniveau dessen, der hier zugelassen wird.

Wer an einem der an dieser Akademie angebotenen sogenannten Erfolgs- und Gesundheitskurse teilnimmt, erwirbt in einem dreiteiligen Ausbildungsblock ein Diplom als Lebensberater und Erfolgspsychologe.

Jeder Ausbildungsblock dauert ein verlängertes Wochenende mit insgesamt sechseinhalb Stunden Unterricht pro Tag.

Ziel dieser Ausbildung ist es, allen wirklich hilfswilligen Menschen zu helfen, ihre angeborenen Fähigkeiten zu entdekken und zu fördern. Dies geschieht unter dem Motto: Wenn uns das Leben eine Zitrone gibt, dann machen wir eben Zitronenlimonade daraus, statt uns zu beschweren.

Einer der drei Ausbildungsblöcke befaßt sich mit dem Thema Krankheit. Jede Krankheit, heißt es in der Informationsbroschüre, will mir etwas sagen. Jedes Krankheitssymptom hat eine Sprache.

Weiter unten im Text erfahren wir, das Symptom der Krankheit sei nur eine Information über die Krankheit, nicht aber die Krankheit selbst. Die Krankheit hingegen sei unser Freund und Helfer. Sie zwinge uns, das Falsche zu unterlassen und dafür das Richtige zu tun. Heilen, so belehrt das Informationsblatt weiter, heißt also nicht, ein Krankheitssymptom zu unterdrükken, sondern Unheil zu erkennen und zu beenden.

Hinter diesen Sätzen verbirgt sich die Erkenntnis, daß jede Krankheit nur das äußerlich sichtbare Zeichen für ein seelisches Problem ist. Eine Erkenntnis, die jedem, der hören und lesen will, schon in weit schlichterer Art und Weise in der Bibel anheimgestellt wird.

Daß der Erwerb eines Psychologiediploms binnen dreier Wochenenden weiter nichts sein kann als Leutefang, ist wohl klar.

Psychologie wird in einem mehrjährigen arbeitsintensiven Studium an fast jeder Universität gelehrt. Wenn es so einfach wäre, wie die Werbeblätter der „Akademie für Geistige Wissenschaft“ glauben machen möchten, ein anerkanntes und einsatzfähiges Diplom zu erlangen, wäre die Welt um eine echte Sensation reicher. Um eine Sensation zumal, die sich mit

Sicherheit in einem wahren Boom auf dieses Studium äußern würde.

Andere Ausbildungsstätten entlehnen ihre Namen ebenfalls dem Hochschuljargon und bezeichnen sich beispielsweise als Institut für Kooperative Psychologie, als Institut für aktives Lernen, als Studio für Selbsthilfe und dergleichen mehr.

Gelehrt wird hier über Aura – also den Leuchtkörper um den Festkörper jeder Materie – und Magnetismus, über Selbst-, Fern- und Gruppenheilung, über Imagination und Visualisation sowie über Umweltstrahlungen und Seelenbilder. Unter Imagination und Visualisation versteht man die bildliche Vorstellung eines Krankheitsherdes nach eigener Phantasie.

In einem Informationsschreiben dieser Lehrbetriebe heißt es: „Da geistiges Heilen nicht vom Intellekt abhängt und das rationale Element nur richtungweisend hinreicht, gibt es keine Ausbildung im üblichen Sinne des verstehenden Lernens. Was an Informationen, Hilfestellungen, Anregungen zur Selbstausbildung erforderlich ist, kann ich Ihnen in eineinhalb Tagen geben. Gleichzeitig aber trägt jeder Teilnehmer an einem Seminar oder einem anderen vergleichbaren Ausbildungsgang die volle Verantwortung für seine Erfahrungen und Aktivitäten in Gruppen- und Einzelsitzungen."

Wer einmal die Angebote der einzelnen Studios, Institute, Schulen und Gruppierungen mit oftmals verführerischen Namen einer aufmerksamen Prüfung unterzieht, wird rasch bemerken, daß hier der Scharlatanerie ein fruchtbarer Boden bereitet wird. Damit wollen wir nicht behaupten, alle Schulen legten es von vornherein auf Betrug an. Oder alle Seminare und Vorträge seien Humbug und alle Referenten Leuteverdummer. Im Gegenteil! Zahlreiche Vorträge zeichnen sich durch weitfassende Kenntnisse aus und werden in der besten Absicht des Referenten gehalten.

Seminare beispielsweise, welche unter der Schirmherrschaft der „Gemeinschaft für geistige Entfaltung" oder der Claussen-Organisation im TAL-HAUS/Rütte stehen, sind über jeden Zweifel erhaben. Namen wie Gilbert Anderson, Heinrich Benedikt, Marian Butler, Tom Johanson, Rotraut von Carnap, Claus Claussen, Diana Craig, Mechthild Scheffer, Frederic

Lionel, Karl A. Francis, Gerda Bareuther, Dina Rees, Tonius Timmermann, Günther Feyler, Madeleine Riedel-Michel, Keith Sherwood – um nur einige wenige Seminarleiter und Übungsleiter zu nennen – bürgen für Qualität und ehrliches Bemühen im Dienst am Mitmenschen.

Dennoch bleibt die Tatsache bestehen, daß von einigen Institutionen die Lernerwartungen des Teilnehmers häufig maßlos übersteigert und mit unhaltbaren Versprechungen mißbraucht werden.

Diplome oder sonstige Urkunden, welche innerhalb weniger Tage oder sogar Stunden erworben werden können, haben mit Sicherheit keine Bedeutung als Zulassung für einen Menschen, der sich hier einen Broterwerb erhofft. Eine seriöse Abschlußprüfung für alle öffentlich zugelassenen Heilberufe muß vor einem Amtsarzt und dessen Beisitzern abgelegt werden. Wochenendscheine genügen hier nicht, um beispielsweise aus der Arbeitslosigkeit zu entkommen oder frustierten Umschülern eine Chance zur schnellen D-Mark zu ebnen.

Seriöse Seminare werden von ernst zu nehmenden Geistheilern in erster Linie deshalb besucht, um wieder einmal in einer Gemeinschaft Gleichgesinnter miteinander zu diskutieren und neue Kenntnisse zu erwerben. Meist sind Seminare dieser Art die einzige Möglichkeit für den einzelnen, einmal mit Kollegen Gedanken auszutauschen oder Rat in dem einen und anderen Fall zu erhalten.

Gleichzeitig dienen diese Seminare aber auch dazu, neue Geistheiler zu entdecken oder doch Menschen zu finden, welche Anlagen zum Geistheiler in sich tragen. Ihnen gilt das besondere Augenmerk der Anwesenden. Ihnen wird man sich in gezielter Weise widmen und versuchen, das schlummernde Talent zu wecken.

Von Schwindelunternehmen und unsauberen Machenschaften wird sich der wahre Geistheiler mit Sicherheit kein Plus erwarten. Er weiß letztendlich am allerbesten, daß keine Schule der Welt eine Ausbildung zum erfolgreichen Geistheiler garantieren kann und wird.

Der wahre Geistheiler erfährt seine Berufung nicht über eine kurze einschlägige Ausbildung an einer Pseudoakademie oder einem gerade eben erst aus dem Boden gestampften Bildungswerk.

Wie man seine Berufung tatsächlich spürt, berichtet der früher international bekannte „Metallbieger“ Matthew Manning in einem Interview mit der Zeitschrift „Esotera“ mit den folgenden Worten: „1977 stand ich überwältigt vor der Erhabenheit am Fuße des Himala Gebirges. Mit einemmal fühlte ich, wie mein Alltags-Ego von mir abfiel und ich mit allem, was mich umgab, eins wurde. Zu gleicher Zeit wurde ich einer beunruhigenden Gegenwart von etwas gewahr – anders kann ich es nicht ausdrücken –, das mich drängte, den Weg des Heilens zu gehen und dabei immer meinen eigenen Motiven und Beweggründen zu folgen.“

Befragt, ob Manning dieses beunruhigende Etwas mit Gottes Geist gleichsetzen wolle, lautete die Antwort: „Ich glaube, daß man den Kanal für eine Art kosmische Liebe bildet, die die Heilung hervorruft. Diese Liebe ist überall, in uns und um uns, und vielleicht das, was einige Leute Gott nennen würden.“

Wer diese innere Berufung, welche wir unmittelbar mit dem biblischen Missionsbefehl gleichsetzen wollen, nicht in sich fühlt, wird in der Regel nie zu einem Geistheiler werden.

Erst die Mitwirkung seiner Patienten aber führt den Geistheiler zum Heilerfolg. Und dieser Erfolg wiederum zu einem gewissen Bekanntheitsgrad des Geistheilers.

Erklären kann der Geistheiler sein Wirken nicht oder nur unbefriedigend. Er handelt ja aus einem inneren Antrieb heraus, dessen Tiefe nicht mit dem Verstand auszuloten ist. Erinnern Sie sich an eine Situation, in welcher Ihnen selbst überraschend eine Wissensfrage gestellt wurde? Dann haben Sie mit Sicherheit auch schon die Erfahrung gemacht, daß Ihre erste, nicht bewußt überlegte und darum unausgesprochen gebliebene Antwort zutraf. Statt sie spontan zu äußern, begannen Sie jedoch nachzudenken und kamen zu einem völlig anderslautenden falschen Ergebnis.

Ähnlich verhält es sich mit den zu ihrem Wirken befragten Geistheilern.

Sie stellen ihre Arbeit in den Dienst der Menschheit, weil etwas sie dazu drängt. Überlegungen und Fragen nach diesem

„Etwas“ erweisen sich für den Geistheiler sehr oft als eine Sperre im Fluß der durch ihn wirkenden Heilkraft. Diese Sperre kann unter Umständen zu einem totalen Stop der Heilkraft führen.

So ist es erklärlich, daß viele Geistheiler nicht zu einem Interview bereit sind. Das Bewußtsein, sich nicht erklären und schon gar nicht begreifbar machen zu können, geht einher mit dem Bewußtsein von den Zweifeln der Öffentlichkeit. Wir alle kennen Fälle aus Funk und Presse, wo scheinbar aussichtslos Kranke unter dem Einfluß eines Geistheilers oder Heilortes etwa wie Lourdes geheilt wurden.

Dennoch gilt die weitaus größte Anzahl dieser Fälle als Erfolgsbeweis der Schulmedizin beziehungsweise als natürlich zu erklärende Selbstheilung eines erkrankten Organs. Auffallend ist die Tatsache, daß der Patient nur selten Fragen an den Geistheiler stellt. Ein Spruch des berühmtesten Arztes des Altertums, Hippokrates, hat hier bis heute Gültigkeit bewahrt: „Ein Arzt hat nur eine Aufgabe: zu heilen. Und wenn ihm das gelingt, ist es ganz gleichgültig, auf welchem Wege es ihm gelingt.“

Die bedeutendste Eigenschaft des Geistheilers – sei er nun mit einer Ausbildung als Schulmediziner, Naturheiler oder gar Naturwissenschaftler versehen – offenbart sich in diesen wenigen Worten des Hippokrates. Der Geistheiler und mit ihm jeder Hellseher, auch der Schulmediziner, muß heilen und handeln, nicht tatenlos zusehen und ein Schicksal als gegeben annehmen.

Heilen ist immer auch Kampf gegen das Krankmachende, gegen das Böse, Lebensbedrohende. Die Grundhaltung des Heilers zum Leben, zur gesamten Welt mit ihrer Arten- und Lebensvielfalt, wie auch seine Grundhaltung zum Geld, bestimmen die Hinwendung zu jedem, welcher Hilfe von ihm erhofft. Die Liebe zur ganzen Schöpfung muß den wahren Geistheiler erfüllen und leiten. Sie und nur sie kann sein Lehrer auf dem Weg zum Heilerfolg sein.

„Wenn ich mit Menschen- und mit Engelszungen redete und hätte die Liebe nicht, so wäre ich ein tönendes Erz oder eine klingende Schelle ... Nun aber bleiben Glaube, Hoffnung, Liebe, diese drei; aber die Liebe ist die Größte unter ihnen.“ So steht es im ersten Korintherbrief der Bibel, Vers 13, geschrieben. Für den Geistheiler der oberste Lehrsatz seiner Handlungsweise.

Im Idealfall ist der Geistheiler die personifizierte und greifbar gewordene Erscheinung dieser Liebe.

Leichter verständlich ist das Bild des Geistheilers als Kanal für die ihn durchströmende und aus ihm heraustretende Gottesliebe.

„Nicht ich bin es, die heilt, sondern Gott, und ich bin nur sein Werkzeug", schreibt Madeleine Riedel, eine bekannte österreichische Geistheilerin in ihrem Buch „Geistheilung".

Mit dieser Aussage steht sie stellvertretend für alle, die den Auftrag Gottes in sich wirksam wissen, ihm als Geistheiler nachkommen und dennoch nicht wissen, wie sie die ihnen innewohnenden Kräfte werbewirksam verpacken und dem Heilungssuchenden anpreisen sollen.

Erstaunlich ist, wie viele Geistheiler erst in reiferen Jahren ihre Berufung erkennen.

Zwar schildern viele von ihnen, schon in jungen Jahren, oft sogar bereits als Kind, mit außergewöhnlichen Fähigkeiten begabt gewesen zu sein, sei es nun eine besonders wohltuende Ausstrahlung auf andere, sei es Hellsichtigkeit, sei es eine telepathische Geisteskraft oder die Gabe, kranke Tiere zu heilen. Doch stets bedurfte es eines deutlichen Anstoßes von außen, um den bewußten Heilwillen des Geistheilers zu wecken.

Eine gewisse sittliche Reife, ein gerüttelt Maß an Menschenkenntnis und die Bereitschaft, Leid zu ertragen, scheinen also Voraussetzung für den Beruf des Geistheilers zu sein.

Wie kaum ein anderer fühlt sich der Geistheiler in der Nachfolge und unter dem Sendeauftrag Jesu. Wie dieser das Leid der Menschheit in seinem Kreuzestod versinnbildlichte, bietet sich der Geistheiler seinem Mitmenschen als Kreuzträger an. Indem er die Krankheit eines Hilfesuchenden wie im Spiegelbild auf sich selbst überträgt und Kraft von der ihn durchströmenden Kraft in das erkrankte Gegenüber entsendet, muß er sich dem Anblick und der Wirkung des Leids stellen. Getreu dem Bibeltext mit seiner Aufforderung, Jesu Kreuz nachzuempfinden.

Bis dahin war für die Mehrheit der heute praktizierenden Geistheiler jedoch ein weiter Weg.

Zunächst galt es ja einmal, das eigene Kreuz anzunehmen. Das Kreuz, die Fähigkeit des Geistheilens mit allen sich ergebenden Folgen anzunehmen.

Oft war, wie wir bereits in den vorangegangenen Kapiteln erfuhren, der Besuch bei einem anderen Geistheiler der entscheidende Auslöser für ein eigenes Leben unter dem Kreuz des Mitleidens.

Danach folgte der Griff zum Buch. Einschlägige Literatur ist heute jedermann in Hülle und Fülle zugänglich, der tief in die Tasche greifen will. Zahlreiche Geistheiler betätigen und betätigten sich als Autoren, die aus dem eigenen Erfahrungsschatz schöpfen. Daß ihre Abhandlungen zumeist sehr tendenziös und auch unkritisch geschrieben sind, darf hierbei nicht verwundern. „Wovon das Herz voll ist, quillt der Mund über", heißt es in einem alten Sprichwort. Dies gilt für den Geistheiler als Autor in besonderem Maße.

Hinzu zu den Büchern aus der Hand praktizierender Geistheiler kommen schulmedizinische Abhandlungen in wahrhaft verwirrender Aussagenvielfalt. Wo die einen den Geistheiler grundsätzlich als Scharlatan und gefährlichen Betrüger abstempeln, billigen ihn die anderen und erkennen ihm eine zumindest äußerst erstaunliche Intuition im Umgang mit Kranken zu. Am frappierendsten ist hier, daß diese Aussagen oftmals an ein und demselben Beispiel diskutiert und aufgestellt werden.

Wenn nun aber der Geistheiler, der Pendelheiler oder Wünschelrutengänger, wenn sie alle zu Beginn ihrer bewußt erlebten und mit dem Ziel des Heilens eingesetzten übernatürlichen Kraft zu Büchern greifen und sich sowohl bilden als auch über Kollegen informieren wollen, dann stellt sich dem unbefangenen Mitarbeiter die eine Frage: Wie bedeutsam ist die Übereinstimmung in den Aussagen der nach ihrem Tun befragten Geistheiler wirklich? Empfinden sie alle sich tatsächlich, und nur so erklärbar, als „Kanal göttlicher Kraft"?

Oder übernimmt hier einer vom anderen ein gutklingendes Wortspiel?

Und mehr noch, was ist von dem Geistheiler zu halten, der sein „Handwerk“ von einem anderen erlernt oder sich durch dessen Tätigkeit animieren läßt?

Kann man das Wirken göttlicher Kraft erlernen? Oder gibt es Handreichungen und Worte, die göttliche Kraft besonders wirksam zur Geltung bringen?

Und ist die Absicht des Geistheilers wirklich immer so rein und lauter, wie sie einem dargestellt wird? Oder hat der Betreffende nur die bessere Einsicht in die schnelle Mark gewonnen, die mit einer Tätigkeit als Geistheiler unter Umständen zu machen sein kann?

Wenn das Wirken göttlicher Kraft erlernbar ist, sind wir dann nicht wieder bei unserem alten Zauber, der ewig jungen Kunst der Magie und des Magiers angelangt? Des Magiers nämlich, der sein „Mana“ der göttlichen Urkraft übertragen kann und den Menschen zu diesem einen Zweck durch bestimmte Handlungen in einen Zustand bestmöglicher Aufnahmefähigkeit versetzt?

Wir wollen an dieser Stelle abermals den erfolgreichen Geistheiler Matthew Manning zu Wort kommen lassen.

Seit seiner inneren Berufung zum Geistheiler widmet er sich und einen Großteil seiner Kraft Wochenendseminaren und Vorträgen. Diese führen ihn durch die ganze Welt. Wohin immer er kommt, kann man sicher sein, gefüllte Säle vorzufinden. Das Interesse an Mannings Arbeit ist immens.

Laut Mannings Aussagen gibt es viele Geistheiler, aber nur äußerst wenige mit sofort sichtbaren Erfolgen. Er selbst ist einer der wenigen, auf dessen öffentlichen Veranstaltungen zahlreiche Kranke als Geheilte oder doch mit entschieden gebesserten Beschwerden den Saal verlassen. Dieser prompte und sichtbare Erfolg ist das Zugpferd an Mannings Erfolgskurs. Arbeit und Aufträge schneien dem jungen Geistheiler reichlicher ins Haus, als er bewältigen kann.

Rüstzeug Mannings ist dreierlei.

Erstens das Handauflegen.

Hier empfindet sich Manning ausschließlich als Kanal für eine kosmische Liebe, mit deren Kraft ein Kranker geheilt werden kann.

Zweitens die Selbstheilung. Die hierbei einzusetzende Technik lehrt Manning in seinen Seminaren.

Jeder kann, laut Manning, diese Technik erlernen und das für sich selbst tun, was ein Geistheiler für ihn tun würde.

Grundlage dieser Technik ist Gedankenkraft. Für Manning ist eine Einheit und Zusammengehörigkeit aller Lebewesen und Pflanzen, ja, des gesamten Mikro- und Makrokosmos der Welt, bewiesene Tatsache. Mitmenschen und Umwelt sind durch jedes Einzelwesen beeinflußbar. Gedankenkraft reicht zur Beeinflussung aus. Sie kann sowohl heilend als auch schädigend wirken.

In einer Vielzahl von wissenschaftlichen Experimenten hat Manning die ungeheure Kraft des bloßen Gedankens bewiesen. Beispielsweise gelingt es ihm, Krebszellen durch Gedankenbefehle abzutöten.

Auch die Technik der Selbstheilung beruht nach Meinung Mannings auf Gedankenkraft. Diese wird zur Visualisierung eingesetzt. Das bedeutet, der Kranke wird angeleitet, sich mit Hilfe seiner Vorstellungskraft ein Bild seines Krankheitsherdes vorzustellen. Hierbei ist es gänzlich unwichtig, ob das erkrankte Organ oder Gewebe schulmedizinisch richtig erfaßt wird oder nicht. Die Richtung des Gedankens ist entscheidend.

Käme beispielsweise ein Mensch mit heftigen Schmerzen im Rückgrat zu ihm, würde Mannings sich diesen Schmerz als rote, um das Rückgrat gelagerte Masse visualisieren. Zugleich würde er gedanklich versuchen, diese rote Masse mit Hilfe eines Schwammes aufzusaugen. Diesen gedanklichen Vorgang würde er so oft wiederholen, bis in seiner Vorstellung aller Schmerz, das heißt, alles Rote aufgesaugt und entfernt worden wäre.

In zahlreichen Krankenhäusern, namentlich in den USA, werden Patienten bereits seit Jahren in der Technik der Visualisierung und Selbstheilung ihrer Krankheit unterwiesen. Die Erfolge sind wahrhaft erstaunlich. Patienten mit krankhaft hohem Blutdruck vermochten sich durch die Vorstellung selbst zu heilen; ihre Adern dehnten sich zusehends weiter aus.

Darf man Manning und den Berichten aus den USA vertrauen, so erteilt eine intensiv konzentrierte Gedankenkraft

Befehle an einzelne Zellstrukturen, an Körperorgane und Gewebeteilchen. Das einzig Vergleichbare hierzu bietet uns, wie so oft schon, wiederum die Bibel.

Finden wir in Mannings Erläuterungen nicht eine überraschende Vergleichsebene zu Jesu Heilungswundern?

Jesus heilte durch Handauflegen und konkrete Heilungsbefehle an einzelne Organe. Zum Beispiel die Zunge, welche er berührte und mit ihrem Namen ansprach, um sie sprechbereit zu machen. Oder Augen und Ohren eines Kranken, denen er befahl, zu sehen beziehungsweise zu hören.

Wir wissen nicht, was bei diesen Heilungswundern in Jesus vorging. Seine Gedanken sind uns nicht überliefert, wohl aber seine Werke und Berichte seiner Taten. Ob Jesus sich wie Matthew Manning und mit ihm viele andere Geistheiler ein geistiges Bild einer Krankheit schuf, ehe er sie zu heilen vermochte, wird verborgen bleiben.

Sicher ist, daß sein Wort Befehlsgewalt hatte. Daß es ein Organ benamte und erreichte, so daß dieses seine ihm von Gott zugedachte Funktion wieder oder sogar erstmals aufnahm.

Die dritte Kategorie des Geistheilens ist für Matthew Manning die Bewußtseinsveränderung seiner Mitmenschen. Den Menschen in Gesprächen, Vorträgen und Seminaren begreiflich zu machen, daß sie selbst ihre Krankheit erzeugen, ist schwer.

Krankheit wird durch einen Ausbruch aus den ursprünglichen Zusammenhängen der Schöpfung hervorgerufen. Insofern ist sie für Manning ein Spiegel, welcher den Bruch zwischen innen und außen aufzeigt.

„Wer die Erde verletzt, verletzt sich selbst", sagt eine alte Volksweisheit, welche in allen Ländern der Welt in ähnlichen Worten bekannt ist.

Unsere Umweltprobleme, unsere Vereinsamung und die Hektik unseres Lebens sind ein Teil dieser Verletzungen in uns und außerhalb unserer selbst. Nur wer innerlich bereit ist, sich grundlegend zu ändern, kann Hilfe von außen auf sich einwirken lassen.

Wer an einem Herzinfarkt erkrankt ist, hat nur dann gute Zukunftschancen, wenn er den Streß und das Maßlose seines bisherigen Lebens ändert. Dazu aber muß er sich der Probleme seiner Lebensart bewußt werden und mit festem Willen an sich arbeiten, sich ändern. Ohne den Wunsch und die Bereitschaft zu gesunden, wird keine Hilfe kommen.

Jeder kann in ihm schlummernde Kräfte wecken, um sein Leben besser in den Griff zu bekommen. Wo die eigenen Kräfte nicht ausreichen, kann ein anderer helfen. Vielleicht ein Geistheiler, welcher über diese Kräfte in besonderem Maße verfügt.

Es ist mit dieser Begabung des Heilens wie mit vielen anderen. Jeder kann schreiben lernen oder Klavier spielen oder malen. Doch längst nicht jeder wird Schriftsteller, Maler oder Klaviervirtuose werden. Ebensowenig wie jeder mit Kraft und Bewußtsein ausgestattete Mensch ein Geistheiler werden kann.

Wie wir aus historischen Berichten wissen, fanden die Zweifel der Mitmenschen an den Fähigkeiten eines Geistheilers an einem Punkt besondere Nahrung.

Dieser Punkt ist die Tatsache, daß Geistheilung oft nur kurze Zeit wirksam bleibt. Zumeist stellen sich die alten Beschwerden bereits rasch wieder ein, oder aber andere treten auf, welche der unlängst geheilten Krankheit in etwa entsprechen.

Welche Ursache mag einem solchen Rückfall zugrunde liegen?

Zuallererst und als am bedeutsamsten ist hier eine Erklärung vorzubringen. Durch die Einwirkung der Heilkraft von außen ist die Umschichtung des Innenlebens des Kranken nicht unbedingt erreicht. Sehr oft mangelt es dem Kranken an Einsicht in die wahren Krankheitsauslöser, obwohl er zutiefst bereit ist, zu gesunden und sein Bestes dafür zu tun. Folglich gelingt es dem Kranken nicht oder nur mangelhaft, seine Denk- und Lebensweise von Grund auf zu ändern.

Wo aber die innere Ursache einer Krankheit nicht beseitigt wird, muß die Krankheit aufs neue einsetzen. Manchmal nach Stunden schon, manchmal vielleicht auch erst nach Jahren.

Wer sich diese Überlegungen vor Augen führt, wird leicht erkennen, warum beispielsweise die im ZDF von Freddy Wallimann fernbehandelten Menschen jeweils nur kurzzeitig eine Besserung ihrer Beschwerden fühlten. Erinnern Sie sich des spastisch gelähmten Mannes, der unter dem Einfluß der Fernbehandlung erstmals seit Jahren sein Bett verließ und in die Küche ging, um eine Kleinigkeit aus dem Kühlschrank zu nehmen? Seinen eigenen Worten zufolge war er zunächst überglücklich über seine unerwartete Bewegungsfähigkeit. Als sich der Erfolg nicht wiederholte, war die Enttäuschung des Mannes jedoch um so tiefer.

Wir wissen nicht, wo die eigentliche, die heimliche Ursache seiner Krankheit verborgen liegt. Die Bibel würde sagen, in der Seele. Denn Jesus heilte zuerst die Seele, um den Körper zu heilen.

Immer ist das Beispiel am Gelähmten in Kapernaum das klarste und eindeutigste. Wer es auf sich wirken läßt, bedarf keiner weiteren Erläuterungen, warum Heilung oft nur unvollkommen oder gar nicht gelingt. Ob es sich hier um Heilung durch den Schulmediziner oder durch den Geistheiler handelt, bleibt übrigens völlig nebensächlich.

Wie aber wirkt, wie äußert sich die geheimnisvolle Kraft, welche von einem Geistheiler ausgeht?

Sobald der Geistheiler einem Kranken seine Hände auflegt, versucht er, sich mit aller ihm verfügbaren Gedankenkraft auf diesen Kranken einzustellen. Nach einer gewissen Zeit der Konzentration überkommt den Geistheiler das starke Empfinden, mit dem Kranken eine tiefe innere Harmonie und Einheit erreicht zu haben.

Über diese rein seelische Erfahrung hinaus fühlt der Geistheiler plötzlich eine heftige Hitze in seinen Händen. Diese Hitze ist das äußerlich spürbare Zeichen der den Geistheiler durchfließenden Geist-Kraft. Für den Geistheiler ist es zugleich der Beweis, tatsächlich als Kanal einer fremden Liebe benutzt zu werden.

Auch dem Patienten teilt sich diese Wärme der Heilerhände mit. Die meisten Befragten geben an, eine starke Wärme sei von den Händen des Geistheilers ausgegangen und habe ihren eigenen Körper durchstrahlt. Unter dem Einfluß dieser Wärme seien Schmerzen und Behinderungen rasch verflogen oder doch merklich gemindert worden. Einige Geheilte berichten, daß von den Händen des Geistheilers keine Hitze, sondern

Eiseskälte auf sie übergeflossen sei. Der Heilprozeß setzte jedoch ebenso umgehend ein wie bei einem Wärmestrom.

Das Handauflegen ist jedoch nicht die einzige Behandlungsmöglichkeit des Geistheilers.

An Versuchspersonen wurde getestet, wie sich das Gehirnwellenmuster eines Geistheilers während einer Heilbehandlung auf den Kranken überträgt. Wenn der Geistheiler in seinen Gehirnwellen Schläfrigkeit aufwies, zeigte sich am Kranken ein leichter Schlafzustand, wenigstens aber ebenso verlangsamte Gehirnmusterwellen wie die des Geistheilers. Der Zustand des Einswerdens mit seinem Patienten, wie ihn Geistheiler immer wieder zu schildern und glaubhaft zu machen suchen, wurde mit Hilfe solcher Experimente festgehalten und bewiesen.

Einige Kritiker äußern sich dennoch dahingehend, daß die bei dergleichen Experimenten eingesetzten Aufzeichnungsgeräte durch Umwelteinflüsse in ihrer Funktionstüchtigkeit beeinträchtigt gewesen seien. Dem widersprechen jedoch die Berichte der Versuchspersonen. Diese saßen oder lagen während der Behandlung durch den Geistheiler in einem anderen Raum. Sie waren vor dem Behandlungszeitraum nicht mit dem Geistheiler zusammen und daher auch unter keinen Umständen einschlägig vorbereitet. Dennoch sprachen sie nach der erfolgten Behandlung oder in deren Verlauf von Empfindungen, welche ohne den Einfluß des Geistheilers nicht zu erwarten gewesen wäre.

Vor einem Versuch kündigte ein Geistheiler gegenüber den jenen Test durchführenden Wissenschaftlern an, er werde jetzt starke Kraft in die Vorstellung legen, die in einem anderen Raum untergebrachte Versuchsperson müsse sich aus einem brennenden Haus retten und unbedingt davonlaufen.

Die eingesetzten Aufzeichnungsgeräte maßen während der gesamten Versuchsdauer die Gehirnwellenmuster sowohl des Geistheilers als auch der Versuchsperson. Die nahezu gleich verlaufenden Aufzeichnungen wurden mit großem Erstaunen angenommen.

Auf Befragung durch die Wissenschaftler, welche den Test in ihren Räumen durchführten, berichtete die Versuchsperson, sie habe plötzlich eine ungeheure Hitze empfunden und den

Zwang verspürt, vor dieser Hitze zu fliehen. Auch andere Tests, die unter vergleichbaren Bedingungen in wissenschaftlichen Laboratorien der USA stattfanden, brachten ähnliche Ergebnisse zustande. Da die jeweilige Versuchsperson nichts von den Vorankündigungen des Geistheilers – in den meisten Fällen handelte es sich hier um Matthew Manning – wissen konnte, ist ein Versagen des Testgerätes bei der Aufzeichnung der Gehirnwellenmuster auszuschließen.

Die Macht des Gedankens, wie sie seit Anbeginn aller Zeiten von Magiern eingesetzt wurde, wirkt jedoch nicht nur auf den ganzen Menschen.

Manning zum Beispiel behandelt Blutzellen, Enzyme und Krebszellen durch Visualisierung, also reine Vorstellungskraft, als ob es sich dabei um Versuchspersonen handelte. Seine Erfolge werden in wissenschaftlichen Versuchsreihen getestet und abgesichert. Die Ergebnisse gelten als seriös und absolut wissenschaftlich abgesichert.

Bei diesen Versuchsreihen gelingt es Manning, Blutzellen in einem mit Salzlösung gefüllten Reagenzglas durch seine Gedankenkraft zu stärken und vor dem Zusammenbruch zu bewahren. Die von ihm beeinflußten Zellen überlebten zwanzig und mehr Minuten länger als andere, unter gleichen Bedingungen in Testgläser abgefüllte Zellen, welche sich selbst überlassen blieben. Im umgekehrten Sinne sterben unter Mannings Vorstellungskraft nach zwanzig Testminuten 200 bis 1200 Prozent mehr Krebszellen in Testlösungen ab als unter normalen Bedingungen.

Mannings Erfolge ereignen sich vor den Augen hochwissenschaftlich gebildeter Schulmediziner, welche ihr Leben der medizinischen Forschung verschrieben haben. Die Vielzahl der bislang durchgeführten Versuche und deren positive Ergebnisse ergeben eindeutig meßbare und jederzeit wiederholbare Statistiken. Diese können nicht von Zweiflern bestritten werden, wie dies beispielsweise immer wieder geschieht, wenn ein Krebskranker durch einen Geistheiler geheilt wurde. Eine natürliche Rückbildung ausgerechnet und immer wieder nur der Krebszellen, welche unter Mannings Einfluß standen, läßt sich nicht unterstellen.

Manning und mit ihm zahlreiche andere Geistheiler treten mit ihren Fähigkeiten an die Öffentlichkeit, um ein gemeinsames Ziel zu erreichen. Gemeint ist die Zusammenarbeit mit Schulmedizinern zum Wohl der Menschheit.

Der Geistheiler unserer Zeit sieht sich selbst in Jesu Fußstapfen. Die Kraft Gottes und seines Geistes scheint ihn auszufüllen. Diese durchdringt Zeit und Raum; sie trifft jederzeit ins Schwarze. Im Wirken des Geistheilers geschieht, was Jesus seinen Jüngern und Nachfolgern versprach. Daß nämlich Wunder tun werde, mehr und größere sogar als Jesus selbst, wer an ihn glaube.

Ist es wirklich nur ein Symptom unserer beweishungrigen Zeit im Zeichen des Denkabsolutismus, daß wir Gott Wunder und eingehaltene Versprechen nicht mehr zutrauen? Oder haben wir es hier mit der Ur-Angst der Menschheit zu tun, betrogen zu werden? Der „Schlange" des Bösen auf den Leim zu gehen?

Wir haben gelernt, nur das für wahr und echt zu halten, was mit dem Verstand erfaßbar und zu beweisen ist. Es fällt schwer, sein Vertrauen in etwas zu setzen, was jeder Gedankenlogik zu widersprechen scheint.

Aber ist nicht die Bibel, sind nicht alle Glaubensdinge eine reine Frage des Vertrauens? Selbst Jesus gelang es im Leben nicht, das Vertrauen aller Menschen zu gewinnen. Seine Wunder ereigneten sich vor aller Augen, die Geheilten lebten und legten Zeugnis für ihn ab. Und dennoch wurde er als Betrüger ans Kreuz geschlagen.

Wenn wir ehrlich sind, müssen wir zugeben, daß die Zweifel an Jesu Wort und Leben ja bis heute nicht ausgerottet sind. Nicht umsonst haben sich Bibelforscher die Köpfe heiß geredet und die Finger wund geschrieben, um Recht oder Unrecht herauszufinden. Nicht umsonst auch leeren sich die Kirchen mehr und mehr.

Wie darf es da verwundern, wenn der Geistheiler mit seinem den Verstand überschreitenden Handeln im Schußfeld der Kritik steht? Gegenüber Jesus und der Bibel hat der Geistheiler von heute nur den einen, vielleicht unschätzbaren Vorteil: Er lebt greifbar und sichtbar unter uns. Fragen, die sich an ihn richten, kann er beantworten, wenn er will. Er kann sich der Wissenschaft stellen und Neugier befriedigen. Der Erforschung seines Wirkens steht anscheinend nichts im Wege. Höchstens der Mensch mit seiner nimmermüden Bereitschaft zu zweifeln. Der Mensch, von dem Jesus ein wenig resignierend meinte, er habe Ohren und höre nicht und Augen und sehe nicht.

Wie der Magier der grauen Vorzeit wird auch der heutige sich hüten, irgendwelche Versprechungen zu geben. Wer von einem Geistheiler hört, der jeden Menschen heilen könne, sollte sehr vorsichtig sein. Noch größeres Mißtrauen ist angebracht, wenn der aufgesuchte Geistheiler mit eigenen Worten Prognosen trifft. Etwa im Wortlaut: „Ich werden Sie heilen."

Der ernsthaft um seine Mitmenschen bemühte Geistheiler ist sich seiner Abhängigkeit von Gottes Kraft und Gnade bewußt. Heilungsversprechen geben hieße, diese Kraft im Griff zu haben. Wer aber behauptet, Gottes Beistand jederzeit auf Abruf gewiß sein zu dürfen, betrügt. Der Geistheiler ist ein Mensch wie jeder andere. Versprechen kann er dem Kranken nicht mehr und nicht weniger als sein ernsthaftes Bemühen um Heilung. Ein Bemühen aber schließt Erfolg und Mißerfolg ein. Beides ist menschlich, so wie Patient und Geistheiler menschlich sind.

Nur wer sich darüber im klaren bleibt, wird hinnehmen können, daß Krankheit auch Schicksal sein mag.

Niemand kann ergründen, warum gerade dieser Mensch an gerade dieser Krankheit leidet. Sekten wie die „Christian Science Church", welche die Auffassung vertreten, keine Krankheit sei gottgewollt, maßen sich Erkenntnisse an, die dem Menschen nicht angemessen sind. Ihr Versprechen, jede Krankheit sei nichts weiter als ein Irrtum der Seele und somit heilbar, steht auf tönernen Füßen. Die Macht des Gedankens und die Macht des Glaubens sind unbestritten. Doch der Mensch in seiner Unzulänglichkeit wird nichts von Gott erzwingen noch ertrotzen, was dieser nicht zu geben bereit ist.

Krankheit kann Schicksal sein, dessen Beschluß nicht im Menschen liegt. Dies weiß auch der Geistheiler. Sein oberster

Leitsatz muß sein, Gottes Kraft und Willen in Demut anzunehmen. Dies setzt nicht nur voraus, sein Leben in die gottgewollte Aufgabe des Geistheilens zu stellen und „sein Kreuz“ zu tragen. Es bedeutet auch, vor einem höheren Ratschluß Ehrfurcht zu beweisen und nicht aufzugeben, sobald sich ein Mißerfolg einstellt. Prognosen und Gesundversprechungen haben in solcher Ehrfurcht und Demut keinen Platz.

Man sollte annehmen dürfen, die stets kraftzehrende Hinwendung an seine Patienten müsse den Geistheiler im Laufe der Zeit gänzlich aufreiben. Den Äußerungen hierzu befragter Geistheiler zufolge trifft unsere Vermutung jedoch keineswegs zu.

Da der Geistheiler sich als Werkzeug und Kanal Gottes fühlt, verausgabt er ja bei einem Heilungsversuch nicht seine eigene Kraft.

Nur um die Energie, welche nötig ist, Gottes Werkzeug einsatzbereit zu erhalten, beziehungsweise den Kanal durchlässig zu bewahren, muß sich der Geistheiler bemühen. Dies ist auf den ersten Blick keine außergewöhnliche Aufgabe. Wir alle sind ja bestrebt, unser Leben schön zu gestalten und unseren Körper lebenstüchtig zu erhalten.

Für den Geistheiler ist es damit jedoch nicht genug. Er ist in der Regel bewußt um eine sorgfältig ausgewogene Lebensart im rechten Maß der Dinge bemüht. Zusätzlich wird er sich in regelmäßigen und intensiven Meditationsübungen offenhalten für den Geist, der ihn durchströmen soll.

In diesen Meditationsübungen versenkt sich der Geistheiler in Gebete und reine Gedanken. Dies heißt nicht, daß er unausgesetzt beispielsweise die Gebete des Rosenkranzes oder das Vaterunser herunterbeten soll. Im Gegenteil! Die Meditation sollte so weit gehen, den bewußten Gedanken auszuschalten, sich sozusagen von sich selbst zu entfernen und offen zu sein für alles von außen Eindringende.

Ein Ritual, ein Gebet oder eine andere immer wiederkehrende Geistesübung kann da nur ein Anfang sein. Eine Einstimmung auf das Ziel, sich dem Geist zu öffnen.

Die endlich in der Meditation erreichte Hingabe und Offenheit der eigenen Seele erlaubt dem Geistheiler, Gottes Kraft in reichem Maße aufzunehmen. Harmonie mit dem göttlichen Gedanken und dem eigenen Leben ist für jeden Geistheiler die Grundbedingung seiner Einsatzfähigkeit.

Harmonie mit sich selbst zu erreichen, wird von den meisten Geistheilern als stets neu zu bestehender Kampf geschildert. Keineswegs lebt der Geistheiler abgeklärt oder unangefochten in einem weltfernen Elfenbeinturm.

Persönliche Unbilden, Krankheiten, Kummer und Freuden, alles betrifft ihn wie jeden anderen Menschen auch. Vielleicht gelingt es ihm, mit dem einen oder anderen Einschnitt in sein Leben besser und rascher fertig zu werden als andere. Arbeiten muß er an sich wie wir alle.

Groll, besonders unterdrückten, lange gehegten Groll sollte jedermann ablegen. Daß üble Gedanken und böse Worte kränken, also Krankheit erzeugen können, liegt schon in der tieferen Wortbedeutung beschlossen. Wer heute etwa zu einem Freund spricht: „Du, die Behauptung kränkt mich aber", ist sich zumeist des zugrunde liegenden Wortsinns gar nicht bewußt. Die ersten jedoch, die in alter Zeit Sprache erfanden, wußten, was sie meinten und in Bilder kleideten.

Für den Geistheiler ist es von ganz besonderer Bedeutung, unschöne Gedanken zu vermeiden. Sie stören die Harmonie in seinem Inneren. Ohne diese aber wird er als Werkzeug Gottes unbrauchbar.

Wollten wir ein Fazit aus unseren Betrachtungen am Schluß dieses Kapitels ziehen, kämen wir zu folgendem Ergebnis: Der Geistheiler ist ein normaler Mensch mit einer übernormalen Empfänglichkeit für die alles beherrschende Urkraft einer außerirdischen Liebe. Diese Empfänglichkeit ist angeboren, muß aber geübt und im Laufe des eigenen Lebens verstärkt werden. Erst die innere Bereitschaft, mit Jesus das Kreuz der Menschheit zu tragen, zeigt den bewußt handelnden und erfolgreichen Geistheiler.

9

Arzt und Geistheiler, ein Gegensatz?

Seit alters her gehörten Glauben und Medizin zusammen. Priesterärzte übertrugen während der ersten Früh- und Hochkulturen der Menschheit göttliche Urkraft auf ihre Patienten. Hierzu bedienten sie sich allerlei die Aufmerksamkeit des Kranken fesselnder Hilfsmittel. Die Anwendung zum Beispiel von Räucherwerk, Maskentänzen und beschwörender Musik versetzte sowohl den Priesterarzt, Medizinmann oder Magier in einen Ausnahmezustand als auch den Kranken. Hypnosekräfte und Traumeinbrüche steigerten die Naturbegabung des Magiers, den göttlichen Kraftstrom aus sich heraustreten und auf den Kranken überspringen zu lassen. Mit der wachsenden Kenntnis von Heilpflanzen und deren nutzbringender Anwendung erfuhr die rein magisch-beschwörende Heilkunst eine Bereicherung.

Je weiter der Bildungsstand fortschritt, desto verzichtbarer wurde der Priesterarzt mit seiner besonderen Verbindung zur göttlichen Geist-Kraft. Jederzeit verfügbare, aus Erfahrung bestimmten Zwecken dienliche Medikamente wurden hergestellt und eingesetzt. Die Produktion blieb zunächst wohlgehütetes Geheimnis des Herstellers. Die Vielzahl und ständig anwachsende Menge der verschiedenen Medikamente für wiederum die verschiedensten Krankheiten zwangen jedoch schon bald, die Herstellungsrezepte schriftlich niederzulegen. Rezeptbücher gingen in der Erbmasse von Eltern auf Kinder über, wurden ergänzt und bereichert, gestohlen und teuer erkauft. Die Erfahrung, daß ein bestimmtes Medikament in bestimmten Fällen in schöner voraussagbarer Regelmäßigkeit zur Besserung oder Heilung einer Krankheit beiträgt, erwies sich als lehr- und lernbar. Unbegreifliches, Geheimnisvolles oder Wunderbares gab es beim Einsatz der Medizin nicht. Alles lag offen zutage. Medikament gleich Gesundheit, diese Formel erhielt zusehends mehr Gewicht. Der Priesterarzt oder Magier wurde durch den Mediziner, den Medikamentenkenner und Salbenmischer verdrängt, schließlich sogar vollständig ersetzt.

Der heutige Priester, Pfarrer und Pastor fühlt sich nicht mehr als Krankheitsheiler. Statt dessen sieht er seine Aufgabe ausschließlich in Verbreitung und Verständnis der Worte Gottes und der Bibelgeschichte erfüllt.

Heil im Sinne von heilig ist nicht mehr selbstverständlich gleichgesetzt mit Heil gleich Gesundheit, beziehungsweise Unheil gleich Krankheit.

Wie gesagt, an die Stelle des Priesterarztes historischer Zeiten trat der wissenschaftlich gebildete Schulmediziner. Sein Glaube oder seine grundsätzliche Einstellung zu einer dem Menschen übergeordneten Allmacht haben allenfalls indirekt oder unbewußt mit seinem Beruf zu tun. Niemand käme wohl auf die Idee, seinen Hausarzt oder Spezialisten unter Gesichtspunkten wie etwa dessen Bindung an Kirche und Glaubensdogmen zu wählen. Die berühmte Gretchenfrage nach ihrer Einstellung zum Glauben, die Goethes Faust seiner Liebsten stellt, gehört heute zu den Tabus der Höflichkeitsregeln.

Ganz unabhängig von der persönlichen Meinung des modernen Arztes über Gott, Kirche oder Glauben steht dennoch jeder Mediziner mit seiner Pflichtausübung am Mitmenschen in Gottes unmittelbarster Gefolgschaft.

„Was du dem Geringsten meiner Brüder tust, das hast du mir getan.“ Dieses Bibelwort steht als Leitsatz über dem Bemühen eines jeden Menschen. Wieviel mehr aber erst über dem Wirken eines Arztes, der sich – gleichgültig, aus welchen Motiven heraus – dessen annimmt, welcher seine Hilfe braucht. „Arzt ist, wer heilt“, heißt es bei einem berühmten Mediziner des Altertums. Nach Ausbildung, Wissensstand oder anderer einschlägiger Erfahrung ist in diesem Satz nicht gefragt.

In einem derartig weit gefaßten Wortsinn ist auch der Geistheiler ein Arzt. Beweismaterial für die Erfolge der Geistheiler, namentlich an Menschen, die von der herkömmlichen Schulmedizin als unheilbar verloren aufgegeben waren, gibt es reichlich. Müßig, sich an dieser Stelle damit aufzuhalten, neue, weitere Beweise zu sammeln und aufzulisten. Wenn trotzdem nach einem Unterschied zwischen Arzt und Geistheiler gefragt wird, so hauptsächlich aufgrund der gänzlich voneinander verschiedenen Einsatzweisen.

Die Bibel lehrt uns den Gedanken an die Verschiedenheit der Mittel unter einem gemeinsamen Sinn. Im ersten Korintherbrief, Kapitel 12, Vers 4 bis 11, lesen wir:

„Es gibt verschiedene Gnadengaben, aber nur den einen Geist. Es gibt verschiedene Diener, aber nur den einen Herrn. Es gibt verschiedene Kräfte, aber nur den einen Gott. Er bewirkt alles in allem. Jedem aber wird die Offenbarung des Geistes geschenkt, damit sie anderen nützt. Dem einen wird von dem Geist die Gabe geschenkt, Weisheit mitzuteilen, dem anderen durch den gleichen Geist die Gabe, Erkenntnis zu vermitteln, dem dritten im gleichen Geist Glaubenskraft, einem anderen – immer in dem einen Geist – die Gabe, Krankheiten zu heilen, einem anderen Wunderkräfte, einem anderen prophetisches Reden, einem anderen die Fähigkeit, die Geister zu unterscheiden, wieder einem anderen verschiedene Arten von Zungenreden, einem anderen schließlich die Gabe, sie zu deuten. Das alles bewirkt ein und derselbe Geist, einem jeden teilt er seine besondere Gabe zu, wie er will."

Dem aufmerksamen Leser erschließen sich aus diesem Bibelzitat zwei besonders bemerkenswerte Ergebnisse. Das erste und vielleicht bedeutendste besagt, daß jedem Menschen die Offenbarung des Geistes geschenkt ist.

Ein solcher Schluß deckt sich mit den Thesen heutiger Forscher, Wissenschaftler und Geistheiler, welche behaupten, in jedem von uns schlummere eine Begabung, übernatürliche Kraft zu empfangen.

Die zweite Erkenntnis aus vorangegangenem Bibelwort ist, daß die tiefe Berührung des Menschen durch Gottes Geist zu dem Zweck erfolgt, Mitgefühl und Dienstbereitschaft zu erzeugen. Der Mensch soll dem Menschen dienen.

Dienen kann er auf die vielfältigste Weise. Das Bibelzitat hebt nur die anspruchsvollsten Aufgaben heraus. Uns beschäftigen unter ihnen vornehmlich die Aufgaben des Heilens.

Die Gabe, Krankheiten zu heilen, ist ausdrücklich von den Fähigkeiten des Hellsehens und Wunderwirkens getrennt. Das heißt, nicht automatisch muß der Geistheiler auch Arzt oder Hellseher sein. Und wer Wunder wirkt, womit man in heutiger Zeit eventuell parapsychologisch begabte Löffelbieger oder Trancemedien meinen könnte, ist ebenfalls nicht gleichzeitig und notwendigerweise ein Geistheiler.

Welche Definition der Arzt in der Bibel erfährt, zeigen uns andere Textstellen im Buch der Bücher.

Da gibt es den Propheten – zum Beispiel Elia, Samuel, Moses – des Alten Testaments. Er handelte als Hellseher, Wahrsager oder Vorausdeuter. Aber er hatte zugleich auch die Gottesgabe, Wunder unterschiedlichster Art zu wirken. Heilwunder an Kranken wie auch Totenerweckungen gehören dazu.

Dem wahren Propheten gegenüber steht der Kosem; gemeint ist der Betrüger oder Scharlatan. Er wird an seiner Geldgier und Erfolglosigkeit erkannt. Seine Wunder stammen nicht von Gott, sondern vom Bösen.

Jesus und seine Jünger, die späteren Apostel, steigern die Taten der Propheten ins Vollkommene.

Neben ihnen allen, die – ausgenommen natürlich den Kosem – in allerwichtigster Mission Gottes Wort verbreiten und nur zur besseren Anschauung beziehungsweise zur Glaubensweckung Heilwunder vollbringen, steht der eigentliche Arzt mit seinem obersten Helfer, dem Apotheker. Wie angesehen beide zu biblischen Zeiten sind, erfahren wir aus einem umfangreichen Kapitel bei Jesus Sirach (Kapitel 38, Vers 1–15). „Schätze den Arzt, weil man ihn braucht“, heißt es da, „denn auch ihn hat Gott erschaffen. Von Gott hat der Arzt die Weisheit, vom König empfängt er Geschenke ... Gott bringt aus der Erde Heilmittel hervor, der Einsichtige verschmäht sie nicht ... Damit beruhigt der Arzt den Schmerz, ebenso bereitet der Salbenmischer die Arznei, damit Gottes Werke nicht aufhören und die Hilfe nicht von der Erde verschwindet ... Bei Krankheit säume nicht, bete zu Gott, denn er macht gesund. Laß ab vom Bösen, mache deine Hände rechtschaffen, reinige dein Herz von allen Sünden ... Doch auch dem Arzt gewähre Zutritt! Er soll nicht fernbleiben, denn auch er ist notwendig. Zu gegebener Zeit liegt in seiner Hand der Erfolg... Denn auch er bittet Gott um ein Gelingen. Wer gegen seinen Schöpfer sündigt, muß die Hilfe des Arztes in Anspruch nehmen."

Fragen wir nun dieses Kapitel der Bibel doch einmal nach der genauen Definition des Arztes ab.

1. Der Arzt empfängt seine Weisheit von Gott. Was ist aber Weisheit im biblischen Wortsinn? Diese Frage wollen wir an anderer Stelle beantworten.
2. Zu gegebener Zeit – also nicht jederzeit, sondern zu einer nicht vom Menschen bestimmten noch bestimmbaren Zeit – liegt der Erfolg eines Heilversuches in der Hand des Arztes.
   Wie wörtlich die „Hand" des Arztes hier zu verstehen ist, geht aus den uns vorliegenden Übersetzungen leider nicht hervor. Der Originaltext der Bibel ist uns nicht zugänglich.
3. Der Arzt unterstützt die Bitten des Kranken um Genesung durch seine zusätzliche Fürbitte. Diese Fürbitte ist die grundlegende Behandlungstherapie.
4. Zur Unterstützung dieser Fürbittetherapie verwendet der Arzt jedoch Arzneimittel. Sie werden vom Salbenmischer angefertigt. Der Salbenmischer tritt ausdrücklich als Kenner der Heilmittel hervor, welche Gott aus der Erde wachsen läßt.
   Die Hilfe des Salbenmischers beziehungsweise des Apothekers ist für den Arzt unerläßlich. Beider Wissen ergänzen einander. Wobei das Wissen des Arztes aus Gottes Weisheit, dasjenige des Apothekers aber aus praktischer Erfahrung entsteht.

Was verstehen wir aber unter Weisheit?

Eine Erklärung aus einem modernen Lexikon nützt uns in diesem Falle wenig. Nicht nach der heutigen Wortbedeutung ist gefragt, sondern danach, wie der Bibelschreiber sie anwandte. Im Buch der Weisheit, Kapitel 7, Vers 22 bis 30, finden wir die gesuchte Begriffserläuterung.

„...Die Weisheit ist... ein Hauch der Kraft Gottes und reiner Ausfluß der Herrlichkeit des Allherrschers... Sie ist der ungetrübte Spiegel von Gottes Kraft, das Bild seiner Vollkommenheit. Sie ist nur eine und vermag doch alles; ohne sich zu ändern, erneuert sie alles.

Von Geschlecht zu Geschlecht tritt sie in heilige Seelen ein und schafft Freunde und Propheten ... Über die Weisheit siegt keine Schlechtigkeit. Machtvoll entfaltet sie ihre Kraft von einem Ende zum anderen und durchwaltet voll Güte das All."

Unter der Vorkenntnis dieser Bibelworte müßte demnach unsere Definition des Arztes im biblischen Sinne folgendermaßen lauten:

Der Arzt ist erfüllt vom Geist Gottes. Er ist eine der sogenannten heiligen Seelen, welche in jeder Generation mit diesem besonderen Maß der Geistkraft Gottes begabt sind.

Fügen wir nun noch hinzu, welche Voraussetzungen erfüllt sein müssen, um den Einsatz eines Arztes erfolgversprechend zu werten, sehen wir rasch noch klarer.

1. Soll der Kranke Gott im Gebet um Heilung anrufen.
2. Soll der Kranke versuchen, Schuldgefühle und sonstige Seelennöte abzulegen.
3. Wird der Arzt bestrebt sein, Fürbitte für den Kranken an Gott zu richten.
4. Kann er keine Heilung versprechen, denn diese wird erst zu gegebener Zeit erfolgen.
5. Kann der Arzt durch Gaben von Arzneimitteln aus der Hand des Apothekers Schmerzen lindern, aber die Krankheit nicht entfernen.

Alles in allem betrachtet, erkennen wir im Arzt der Bibel niemand anderen als den Geistheiler wieder, wie er bis heute existiert.

Der Arzt der Gegenwart ist hingegen weit eher aus dem damaligen Salbenmischer hervorgegangen, welcher als dringender Beistand des Geistheilers arbeitete.

Eine solcherart enge Zusammenarbeit zwischen Geistheiler und Schulmediziner ist heute nicht mehr selbstverständlich. Nur in seltenen Fällen wird ein Schulmediziner den Geistheiler als gleichberechtigten Partner anerkennen. Zumindest in der Öffentlichkeit. Denn insgeheim senden zahlreiche Schulmediziner ihre kranken Frauen zu Geistheilern oder begeben sich sogar selbst in deren Hände.

Bedauerlicherweise sind Überweisungen von Kranken durch den Schulmediziner in die Obhut eines Geistheilers in der Bundesrepublik Deutschland nur im verborgenen möglich. Gesetzgeber und Krankenversicherungen lehnen den Einsatz des Geistheilers entschieden ab. So sind selbst dem Schulmediziner die Hände gebunden, der Sinn und Nutzen des Geistheilers für unsere Gesellschaft längst anerkannt hat.

Eine der wenigen Ausnahmen in diesem Zusammenhang ist die Geistheilerin Ursula K.

Sie kann wahrscheinlich als einzige ihres Standes in der Bundesrepublik eine legale Arbeitserlaubnis vorweisen, obwohl sie keine Zusatzausbildung als Heilpraktikerin oder dergleichen genossen hat. Ihre Heilerfolge sind so zahlreich und zugleich auch so unbestreitbar, daß sowohl Schulmediziner als auch Gesetzgeber von der Rechtmäßigkeit ihres Tuns überzeugt sind.

Uns drängt sich einmal mehr die Frage auf, warum die Gesetzgebung den grundsätzlichen Einsatz des Geistheilers nicht ebenso billigt wie etwa einen Priesterbesuch am Krankenbett. In demselben Maße aber, wie ein Geistlicher für seinen Dienst der Nächstenliebe am Mitmenschen entlohnt wird, sollte dieses Recht auf Bezahlung und öffentliche Anerkennung auch dem Geistheiler zustehen.

Eines der moralisch niedrigsten Gegenargumente der Verfechter eines Standes ausschließlich studierter Schulmediziner ist die Sorge um das Einkommen der durch sie vertretenen Ärzte. Die Bedenken der Schulmediziner, durch die offizielle Zulassung der Geistheiler vor Gesetz und Krankenkasse finanzielle Einbußen zu erleiden, werden lauter und nachdrücklicher denn je geäußert. Fernsehsendungen und Berichte in der Presse tragen ja in steigendem Maße dazu bei, daß die Gabe des Geistheilens in den Brennpunkt des öffentlichen Interesses gerät.

Ein charakteristisches Merkmal des Geistheilens wird den Zuschauern und Lesern immer deutlicher bewußt, daß nämlich sich der Geistheiler des Kranken annimmt und nicht wie der Schulmediziner in erster Linie die Krankheit sieht. Anders ausgedrückt: Der Geistheiler sieht den einen, ganz besonderen

Menschen mit einer Krankheit, deren Ursachen im Nur-so-Sein dieses Menschen verborgen liegen. Der Schulmediziner hingegen sieht den Krankheitsfall. Er erkennt ihn an seinen Symptomen, die in derselben Weise an jedem beliebigen Menschen auftreten könnten. Symptome zu erkennen, hat ihn ein langjähriges Universitätsstudium gelehrt. Aus diesem Grunde interessiert den Schulmediziner in der Regel der Mensch erst zweitrangig hinter dem Krankheitsfall. Wenn man sich vor Augen hält, wie voll die Wartezimmer, wie ausgebucht die Terminkalender der Schulmediziner sind, wie oft derselbe zusätzlich zu den arbeitsreichen Stunden in seiner Praxis zu Fällen außer Haus gerufen wird, ohne Rücksicht auf Tag und Uhrzeit, dann wird verständlich, was vorgeht.

Dem Schulmediziner fehlt Zeit. Diese Zeit kann er sich nicht schaffen, indem er Patienten ablehnt, die mit ihren Krankheiten zu ihm kommen. Er kann sich auch keine Zeit stehlen, indem er sich verleugnet. Selbst am Wochenende oder nachts gehört seine Zeit ihm selbst nur so lange, wie niemand nach ihm verlangt.

Eine derartige Aufopferung im Dienst des Nächsten ist für jeden Schulmediziner oberste Pflicht. Wer sich nicht moralisch daran gebunden fühlt, wird doch durch seinen geleisteten Diensteid gezwungen.

Zuwiderhandlungen im Sinne des hippokratischen Eides können mit dem Entzug der Ärztelizenz bestraft werden. Und die zuständigen Ärztekammern haben scharfe Augen. Erleichterungen und ein Mehr an Freizeit bringt nur ein Zusammenschluß mehrerer Ärzte mit sich. In einer solchen Gruppierung überzieht ein Netz des Notdienstes Gemeinden, Landkreise und Stadtgebiete. Dem einzelnen Arzt wird dadurch in einem regelmäßigen Wechsel entweder Notdienst oder Freizeit auferlegt. Während seiner Freizeit springt der Notarzt für ihn ein, so daß die Versorgung der Patienten jederzeit gewährleistet ist.

Nun wird der Notdienst in den Ballungsgebieten der Großstädte vielleicht bestmöglich durchorganisiert sein. In den kleineren Landgemeinden hingegen funktioniert das System nur bedingt oder oft fast gar nicht. Wie dem auch sei, die Tatsache bleibt bestehen, daß der Arzt unserer Gegenwart hoffnungslos überlastet und überfordert ist.

Der Ansturm der Kranken nimmt beständig zu. Die steigende Lebenserwartung, um nur ein Beispiel der Leistungen medizinischer Forschung zu nennen, bringt weit mehr alte Menschen ins Wartezimmer als früher. Vorsorgeuntersuchungen, Folgekrankheiten und Umweltverschmutzung und -gefahren sowie natürlich die grundsätzlich breite Ebene der Alltagskrankheiten einer gesundheitsbewußter denn je zuvor lebenden Bevölkerung lassen den Strom der Patienten nicht abreißen.

Kein Wunder also, wenn dem Schulmediziner die Muße fehlt, sich dem Menschen zu widmen, anstatt nur nach Krankheitssymptomen zu fragen und zu behandeln.

Gerade der Mensch aber ist es, der in unserer problembehafteten Zeit Hilfe braucht.

Wer hat in der Hetze des Alltags noch Zeit zu einem ausführlichen Gespräch mit seinem Mitmenschen? Wer guckt denn nicht verstohlen oder sogar offen auf die Uhr, bricht dem anderen das Wort im Munde ab, nur weil ein Termin drängt? Und wen drängt heutzutage kein Termin? Termin – dieses Wort mit allen Konsequenzen kennen mittlerweile schon Kindergartenkinder. Arzttermine, Musikschultermine, Turnvereintermine; da jagt eine Uhrzeit die andere. Wie oft bleibt nicht einmal dem Kleinkind noch ein einziger terminfreier Tag in der Woche zum Spielen übrig! Schulkinder springen zwischen Schulzeit, Hausaufgabenzeit und einer Fülle von Hobbyterminen hin und her. Das Fernsehen nicht zu vergessen, dessen Sendungen bei den meisten jungen Menschen unangemessen viele Stunden verschlingen. Zum Spielen, Toben, Sorglossein bleibt dem Schüler wenig Freizeit, wobei der Kreislauf der Uhrzeit sich zu verkürzen scheint, je älter der Schüler wird.

Aus dem gestreßten Schüler wächst ein Jugendlicher heran, der innerlich und äußerlich vor dem Maß der an ihn herangetragenen Überforderung streikt.

Die innere Not des Alltags schlägt über den meisten Menschen irgendwann zusammen. Krankheiten entstehen. Nun soll der Arzt helfen.

Er hilft, so gut er kann. Das heißt, er fragt den Gesundheitszustand des Patienten ab, ergründet Symptome der Krankheit und verordnet eine Medizin, welche diese Symptome angreifen muß. Daß seine Zeit nicht ausreicht, die Wurzel des Übels auszureißen, meistens nicht einmal dazu, dieselbe überhaupt zu finden oder zu erkennen, ist nackte Tatsache. Mit der Behandlung der Krankheitssymptome allein ist dem Kranken jedoch nicht ausreichend gedient. Er braucht mehr. Nämlich Hilfe, seine Einbindung in den Zusammenhang der Schöpfung wiederzufinden und daran zutiefst zu gesunden.

Der Geistheiler mit seinem Anspruch, den Menschen mit seinem Leid zu sehen und die verborgene Ursache seiner Krankheit in der Seele aufzudecken beziehungsweise zu heilen, könnte für den gehetzten Menschen unserer Zeit eine alternative Adresse sein.

Früher, in alter Zeit, konnte der Geistheiler nicht zufriedenstellend ohne den Salbenmischer und seine Pflanzenkenntnisse arbeiten. Warum also heute den Spieß nicht umdrehen?

Warum nicht dem Schulmediziner den Geistheiler zur Seite stellen? Warum nicht dem überlasteten Arzt mit dem Wissen von den Krankheitssymptomen und deren Heilung über das Medikament den Geistheiler zuordnen, der von der Kraft göttlichen Mitleidens erfüllt ist und aus ihr heraus heilen kann?

Was hindert uns daran, diesen Schritt zur Selbstbestimmung und freien Entscheidung des Kranken zu tun? Wirklich nur die Angst vor dem Kosem, dem Scharlatan? Oder etwa doch die Rücksicht auf den Stand der gesetzlich geregelten Versorgung durch Schulmediziner und Krankenkassen?

Möglichkeiten, sich vor falschen Geistheilern zu schützen, gibt es genug. England ist ein beredtes Beispiel dafür. Wir wissen, daß dort der Geistheiler offiziell als Beistand der Schulmediziner in Kliniken zugelassen ist und in freien Praxen unbehelligt seines Amtes walten darf. Wer seine Hilfe wünscht, darf sie getrost und in allen Ehren in Anspruch nehmen. Niemand wird deswegen schief angeschaut oder hat üble Nachreden zu fürchten.

Kriterium für eine Zulassung als Geistheiler bieten die englischen Geistheilerorganisationen und deren Aufnahmebedingungen. Wer von einer dieser Organsisationen anerkannt ist, hat seinen Berufungsnachweis erbracht.

Auch in der Bundesrepublik Deutschland gibt es vergleichbare Geistheilerorganisationen. In ihnen haben sich zahlreiche Geistheiler zusammengeschlossen, deren Wirken und Heilen unter vergleichbaren Kriterien wie in England geprüft wurden. Entsprechende Anschriften werden wir am Ende dieses Buches anführen.

Die Möglichkeit zur Auslese und der Schutz vor Betrug ist mit Hilfe dieser Organisationen ebenso zu leisten, wie etwa Innungsgesetze und Prüfstellen eine Auslese in den durch sie vertretenen Berufen gewährleisten.

Darüber hinaus unterliegt der Geistheiler einer Art natürlicher Auslese. Wo der Schulmediziner aufgrund seiner langjährigen Universitätsausbildung und gewisser notwendiger Prüfungen seine Zulassung zum Ärzteberuf erhält und danach tätig sein kann, muß sich der Geistheiler in Erfolg oder Nichterfolg seiner Einsätze beweisen. Nur wer heilen kann, wird Zulauf haben. Mundpropaganda kann ein vernichtendes Urteil sein oder aber den guten Ruf eines Geistheilers in alle Welt hinaustragen. Je nachdem werden die Kranken in Scharen herbeieilen oder fernbleiben.

Der Schulmediziner hingegen wird seinen Patientenkreis haben und behalten, gleichgültig, wie sein Ruf beschaffen ist. Wenn er wenig Heilerfolge aufweisen kann, wird man ihn mit den schlechten Medikamenten entschuldigen, welche heutzutage durch die pharmazeutische Industrie hergestellt werden. Wenn er unduldsam und herrisch auftritt, wird man ihn wegen seiner Überarbeitung in Schutz nehmen. Er ist der Gott in Weiß, und was er sagt, klingt in den Ohren der breiten Bevölkerung immer noch wie Gesetz.

Selbst Konkurrenz durch einen zweiten oder gar mehrere Schulmediziner an einem Ort wird den einzelnen nicht stürzen. Die Anzahl seiner Patienten, die er nach Krankenscheinen mißt, wird immer ausreichen, einen gesunden Lebensstandard zu erbringen. Ob dies allerdings weiterhin so sein wird, wenn der Geistheiler offiziell zugelassen würde, bliebe abzuwarten. Schon jetzt, da nur die Heilpraktiker als ernsthafte Gegner im Kampf um den Krankenschein zu werten sind, ist der hohe Verdienst des Arztes nicht mehr so garantiert wie noch vor

Jahren. Die Flut der Medikamente und die Warnungen vor Schadstoffen haben viele Kranke den Weg zum Naturheiler und Heilpraktiker finden lassen. Der Schulmediziner hat das Nachsehen. Seine Gegenwehr gegen den Geistheiler ist durchaus verständlich. Aber sollten wir deshalb auf eine alternative Medizin, auf Geistheilung, verzichten?

Wohl kaum.

Weit eher sollte der Gesetzgeber sich entschließen, dem Beispiel anderer Länder zu folgen und seine Bürger für mündig erklären. Er sollte jedermann die Chance und das Recht auf freie Entscheidung einräumen.

Wie Geschichtsschreibung und Bibel uns lehren, macht der Einsatz des Geistheilers den herkömmlichen, den Schulmediziner nicht überflüssig. Im Gegenteil, er ist als unerläßlich bekannt. Ohne seine profunde Kenntnis von den Krankheitssymptomen und hilfreichen Arzneimitteln konnte der Geistheiler zu keiner Zeit auskommen – auch heute nicht. Der Schulmediziner aber vermag nicht, was der Geistheiler durch Gottes Kraft erreicht. So ist es nur recht und billig, nach einer Hilfe durch beide zu verlangen. Die Wahl muß im Ermessen des einzelnen liegen, nicht im Gutdünken des Gesetzes.

10

Der Patient des Geistheilers

Im allgemeinen wird der Kranke zunächst einen niedergelassenen Schulmediziner aufsuchen, zu dem er Vertrauen gefaßt hat oder der ihm erreichbar ist. Wenn mit herkömmlichen Arzneimitteln und herkömmlichen wissenschaftlichen Methoden der Krankheit nicht beizukommen ist, wird der Kranke sich einem empfohlenen Spezialisten zuwenden. Erst wenn dieser und eine Reihe zusätzlich befragter Fachkollegen am Ende ihres Lateins angelangt sind, wird der Kranke in seiner Verzweiflung auf andere Lösungen sinnen. Zumeist steht er am Ende eines langen und bitteren Leidensweges, ehe er sich entschließt, sein Zutrauen in einen Geistheiler zu setzen.

Es ist die letze, die allerletzte Chance, welche die Hoffnung auf ein Wunder beinhaltet und zugleich voller Zweifel steckt.

Sehr oft bringt nicht der Kranke selbst die Kraft der Hoffnung oder des Zutrauens auf. Er empfiehlt sich lediglich einem geliebten Menschen zuliebe in die Hände des Geistheilers und erwartet sich selbst im Grunde gar nichts von der Behandlung.

Im Volksmund tragen Geistheiler seit alters her lautmalende Namen. In ihnen verrät sich zum einen die Art der ausgeübten Tätigkeit, zum anderen aber auch die leicht ironisierende Einstellung des Volkes zu Menschen dieser Sparte.

Denken wir etwa an den norddeutschen „Püster“, die westdeutsche „Pischpersche“ oder ähnliche Mundartausdrücke. In allen Ausdrücken stellen sich die Geistheiler als Menschen dar, die auf leise, geheimnisvoll raunende, flüsternde über die kranke Körperstelle hinhauchende, pustende Weise wirken. Die stark bildhafte Bezeichnung verrät deutlich sowohl Scheu und Nichtverstehen als auch einen unterschwelligen Spott. Der innere Zwiespalt des Ausdrucks lebt aus der betonten Verächtlichmachung der darin enthaltenen Tätigkeit, deren tieferer Sinn nicht erfaßt wurde. Unsere seit Generationen in logischem Denken und Gesetzmäßigkeiten gedrillten Köpfe leisten ihren Beitrag zur Skepsis gegenüber allem Unbegreiflichen. So lange die klassische Wissenschaft und Schulmedizin Rat weiß, so lange der Arzt das Vertrauen seines Patienten genießt, so lange denkt der Kranke wohl schwerlich in vollem Ernst an eine Behandung durch einen Geistheiler.

So ist es erklärlich, daß der Geistheiler sich im Regelfall nur der Menschen annimmt, welche von allen anderen aufgegeben oder zu den bis heute Unheilbaren eingeordnet wurden. Wer unter ihnen nicht mehr die Kraft hat und keinen Mut mehr aufbringt, selbst um sein Leben zu kämpfen, der wird durch den Willen seiner Lieben getragen.

Die Tatsache allein, daß sich ein Kranker in die Obhut eines Geistheilers begibt, birgt Glauben und Vertrauen in sich, sei es auch ein Vertrauen, welches stark von Mißtrauen und Unglauben durchsetzt ist.

Die meist tiefe Verzweiflung und Not des Kranken hat ihn bereits in eine Art Ausnahmezustand versetzt. Seine Seele ist verletzlicher und auch antastbarer als zu Zeiten völliger Gesundheit. Ein Mensch in höchstem Glück wie auch in elendester Verfassung kann sich nicht so abschirmen wie ein gesunder. So hat es der Mitmensch nicht schwer, in sonst vor aller Neugier verborgene Tiefen des Kranken vorzudringen. Wieviel leichter wird dies dem Geistheiler gelingen!

Von Geburt an mit einer außergewöhnlichen Beobachtungsgabe und einem tiefen Mitgefühl für alles Leidende ausgestattet, hat er sich im Laufe seines Lebens zu feinster Empfindsamkeit herangebildet. Allein diese würde ihn instand setzen, die Not des Kranken intensiver als andere mitzufühlen. Die Kraft jedoch, welche ihn erfüllt, öffnet ihm die Seele des Kranken vollends.

Der unerschütterliche Glaube des Heilers in die ihn durchströmende Kraft Gottes trifft nun auf die ihm vertrauensvoll zugewandte Seele des Kranken. Der Glaube des Geistheilers verbindet sich mit dem Glauben oder der Glaubenskraft des Kranken. Bildlich gesprochen entsteht aus beider Glauben und Erwartungshaltung eine Brücke. Auf ihr ergießt sich die Kraft aus dem Innern des Geistheilers ins Innere des Kranken, um dort ihre heilende Wirkung zu entfalten. Wo die Seele des Kranken sich verschließt, wo nicht die geringste Vertrauensbereitschaft in die Hilfe eines wunderbaren, namenlosen Geistes geboten wird, entsteht keine Glaubensbrücke. Der Geistheiler als Kanal göttlicher Liebe ist blockiert. Die Heilkraft kann nicht fließen, vermag sich nicht zu übertragen.

Es leuchtet ein, daß kritischer Verstand, Heilmethodik oder Prinzipien der Wissenschaft hier gänzlich überflüssig sind, wenn nicht sogar schädlich und hinderlich.

Manche Geistheiler behaupten, schon der unausgesprochene Gedanke an ein böses, abschätziges Wort genüge, den Fluß göttlicher Kraft zu hemmen oder zum Versiegen zu bringen. Wer diese Aussage belächelt oder als fadenscheinige Ausrede und Erklärung für ein Versagen des Geistheilers annimmt, möge sich nochmals an die Bibelaussage erinnern, daß auch Jesus nicht ohne Vertrauen in seine Kraft heilte.

Zu bemerken bleibt noch, daß offene oder auch im tiefsten Innern verborgene, doch wirksame Ablehnung nicht gleichzusetzen sein muß mit Unglauben.

Ablehnung ist festgefügt, wohldurchdacht und mit allen möglichen Folgen vorberechnet. Sie ergibt sich auf der Grundlage einer anderslautenden Meinung, die mit Argumenten bestens gewappnet ist. Unglauben hingegen ist ungewiß und schwach. Er schließt die leise Bereitschaft zum Glauben mit ein. Wenn nur der Rechte kommt, läßt er sich wandeln.

In diesem Sinne ist es zu verstehen, daß Jesus vor Ungläubigen Wunder wirkte, weil er eine Bekehrung erwarten durfte. Vor anderen aber, welche ihn bewußt ablehnten, unternahm er nicht die geringste Anstrengung, zu überzeugen.

Auf einen kurzen Nenner gebracht heißt das, wo Jesus keine Vertrauensbereitschaft fand, wollte er nicht heilen. Ausgehend von den übereinstimmenden Erklärungen vieler Geistheiler, ausgehend auch von Jesu Missionsbefehl an alle, die unverbrüchlich zu ihm halten wollen, findet sich hier die Antwort auf die Frage, warum viele Krankheiten durch bestimmte Geistheiler nicht heilbar sind.

Alles, verspricht Jesus, sei dem möglich, der an ihn glaube. Alles – darin ist auch das Versprechen verborgen, jede Krankheit zu heilen.

Die Ursache für ein Mißlingen eines Heilungsversuches ist demnach in den Fähigkeiten der menschlichen Seele begründet. Den Fähigkeiten etwa, sich Gott zu öffnen, beziehungsweise den Fähigkeiten, seine Kraft und Liebe weiterzuleiten. Nur da, wo Geistheiler und Patient aus ihrer beider Glaubenskraft eine „heile" Brücke zu bilden vermögen, wird der heilende Geist Gottes überspringen und Leben schenken.

Welche Chance sich der leidenden Menschheit durch den ehrlich bemühten, zutiefst im Glauben verwurzelten Geistheiler bieten kann, hat man in der BRD bisher bewußt nicht erkennen wollen.

Wie oft hören wir bei uns von Geistheilern, welche sich als Besucher getarnt auf Krankenhausfluren die Beine in den Bauch stehen und den streng prüfenden Blick des behandelnden Schulmediziners fürchten müssen. Nicht immer wird der heimlich ans Krankenbett gerufene Geistheiler vom maßgeblichen Arzt mit der Bemerkung ins Zimmer gerufen, daß dem Kranken nicht mehr zu helfen sei und deshalb auch nichts mehr verdorben werden könne. Weit öfter muß der Geistheiler draußen bleiben und kann seine Gedankenkraft nur durch die geschlossene Tür auf den Leidenden richten. In Fällen, wo der Kranke daheim in seinem eigenen Haus oder seiner Wohnung nach dem Geistheiler ruft, ist alles etwas einfacher. Da gibt es keine Eingangskontrollen, keinen Pförtner, der einen ungebetenen Besucher abweisen könnte. Wenn sich hier der Geistheiler ans Bett setzt und dem Kranken die Hände auflegt, gibt es nur den einen Leidenden und den anderen, der gewillt ist, das Kreuz des Leidens zu tragen.

In jedem von uns ist ein Funke göttlicher Kraft. Es kommt nur darauf an, ihn zu entfachen. Wenn dies mit Hilfe eines Geistheilers geschehen kann, gibt es kein Recht der Welt, das ihn in seinem Wirken behindern dürfte.

Den Namen eines Geistheilers erfahren wir in der Regel durch Weitersagen. Wer nun aber überhaupt niemanden kennt, der wiederum einen kennt und so fort, der kann sich an eine der deutschen Dachorganisationen des Geistheilerwesens um Rat wenden.

Im Regelfall erhält er ein Antragsformular zugesandt, auf welchem er seinen Wunsch nach Heilung und zugleich in kurzen Worten sein bisheriges Krankheitsbild entwerfen sollte. In einigen Fällen wird auch um Zusendung eines Fotos gebeten.

Wenig später erhält der Kranke oder der ihn betreuende Fürbitter Antwort von der Dachorganisation, in welcher ihm einige Geistheiler benannt werden. Diese gehören der Organisation an und haben sich gewissen Bedingungen unterworfen, welche mit den Anforderungen für eine Mitgliedschaft in den englischen Geistheilerorganisationen übereinstimmen. Scharlatane sind ausgeschlossen.

Mit den Namen und Anschriften der ihm vertraulich benamten Geistheiler kann der Kranke nun selbst in Verbindung treten. Normalerweise wird man einen Termin vereinbaren, an welchem man den Geistheiler aufsuchen kann. Sollte der Kranke jedoch bettlägerig sein und nicht selbst reisen können, wird der Geistheiler entweder persönlich vorbeikommen oder aber eine Fernheilung vorschlagen.

Zahlreiche Geistheiler sind dankbar für eine Fotokopie einer bereits vorliegenden ärztlichen Diagnose. Andere brauchen keine Hilfen, sondern erkennen eine Krankheit aufgrund einer Strahlung des kranken Körpers.

Nur in den seltensten Fällen ist ein Geistheiler imstande, die ihn durchströmende Kraft auf alle Bereiche menschlichen Leidens auszudehnen.

Fast durchweg schildern aktive und erfolgreiche Geistheiler die Begegnung mit einem Patienten, den sie nicht heilen können, mit dem Bild, vor einer Wand zu stehen. Diese scheint zwischen Geistheiler und Patient geschoben und den heilenden Kraftstrom zu stoppen, so daß er nicht überfließen kann.

Viele Geistheiler bekennen offen, in einem solchen Fall keinen Heilungsversuch zu unternehmen, sondern den Patienten an einen Schulmediziner oder einen anderen Geistheiler zu verweisen. Die Mehrheit von ihnen erklärt jedoch, sich auch in einem so negativ beginnenden Fall um Heilung zu bemühen. Sehr oft verflüchtige sich der erste Eindruck der Wand während der Heilbehandlung. Vor allem dann, wenn der Geistheiler mit seinem Patienten allein und in ungestörter Ruhe sein darf.

Für den Begleiter des Kranken ist die Bitte des Geistheilers, draußen oder in einem anderen Zimmer zu warten, oft eine nur schwer zu verkraftende Aufgabe. Man will ja doch wissen, sehen, was geschieht, ist in Sorge um seine Lieben. Trotzdem sollte man sich überwinden und dem Wunsch des Geistheilers nachgeben.

Er empfindet feinste Wellen der Abneigung oder zweiflerischer Angst, welche möglicherweise unbewußt von einer Begleitperson ausstrahlen. Diese wirken sich störend, sogar hemmend auf den Strom seiner Heilungskräfte aus. Die unsichtbare Wand, welche der Geistheiler spontan empfinden mag, kann also ihre eigentliche Ursache durchaus ausschließlich in der Anwesenheit einer oder mehrerer Zuschauer bei der Behandlung haben.

Nicht alle Patienten eines Geistheilers sind tatsächlich krank. Häufig werden sie aus reiner Neugier und innerem Antrieb in seine Behandlung gedrängt. Nur selten bleibt ein solcher Patient jedoch undurchschaut.

Die angeborene und im Laufe des Lebens verfeinerte Beobachtungsgabe und Menschenkenntnis des Geistheilers setzen denselben leicht in den Stand, Wahrheit und Betrug zu unterscheiden. Auch verfügt er im allgemeinen über eine auf Erfahrung oder sogar schulmedizinischer Ausbildung beruhende ausreichend große Medizinkenntnis. Simulanten entgehen ihm daher kaum.

Ein Geistheiler, der nicht als ausdrücklich so bezeichnetes Medium und somit unter dem Einfluß einer namhaften außerirdischen Kraft arbeitet, wird bestrebt sein, eine eigene Diagnose der Krankheit seines Patienten zu stellen. Hierzu wird er seinen Patienten mit den Händen oder auch mit einem Pendel beziehungsweise mit einer Wünschelrute abtasten. Welche Praktiken er benutzt, hängt allein von der persönlichen Begabung des Geistheilers ab.

Falls der Patient eine Vordiagnose seines Haus- oder Spezialarztes mitbringt, wird der Geistheiler dieselbe mit seiner eigenen Diagnose vergleichen. Abweichungen ergeben sich meist im Feinbereich, seltener grundsätzlich.

Geistheiler, die als Medium wirken, heilen häufig in tiefer Trance oder doch in einem deutlich veränderten Bewußtseinszustand. Diagnosen werden in ihrem Fall durch die Geistkraft des sie beherrschenden Geistwesens gestellt. Der Geistheiler wird sich im Normalfall nach der Behandlung nicht mehr erinnern, noch wird er selbst irgendwelche medizinischen Kenntnisse haben, es sei denn, er habe vor seinem Tun als Medium ein entsprechendes Studium absolviert oder sich im nachhinein durch entsprechende Bücher zu bilden gesucht.

Für den Normalbürger mit sachlichem, sogenannten gesundem Menschenverstand sind mediale Geistheiler nicht nur das berühmte Buch mit sieben Siegeln, sondern eines mit mindestens zehn Siegeln. Um sich hier überzeugen zu lassen, ist mehr erforderlich als nur die innere Bereitschaft, auf Gott und seine Allmacht zu setzen. In einem medial arbeitenden Geistheiler begegnen wir ja dem sich konkret äußernden Geist eines Verstorbenen wieder.

Die Kraft Gottes wirksam in einem Menschen unserer Zeit, das ist vorstellbar. Der Umgang mit Bibel, Kirchenlehre und Religionsgebräuchen hat fast jeden auf eine solche Gedankenakrobatik vorbereitet.

Engel, gute Geister, böse Geister, Dämonen, Teufel all dies ist selbst dem gläubigen Christen suspekt. Wenn dann die Behauptung hinzukommt, der menschliche Verstand erschaffe sich handlungsfähige Wesenheiten mit langer Lebensdauer nur aus der eigenen Vorstellungskraft heraus, greift sich der Normalbürger vielsagend an die Stirn.

Es kostet eine nicht gelinde Anstrengung, sich bewußt zu machen, daß es viel Unverständliches zwischen Himmel und Erde gibt – und daß die letztendlich nicht schlüssig beweisbare Arbeit eines medialen Geistheilers dazu gehören mag. Wie anders erklärt sich die erstaunliche Tatsache, daß ein Medium selbst keinerlei medizinische Fachkenntnisse hat und dennoch eine sichere Diagnose mit medizinisch treffsicheren Fachausdrücken sowie Rezepturen oder Heilanwendungen anderer Art erbringen kann? Zahlreiche Dankschreiben oder diesen

Dankschreiben beigefügte schulmedizinische Gutachten in den Händen von Geistheilern legen beredtes Zeugnis von den Erfolgen dieser Heiler ab.

Leider sind Dankschreiben oder Berichte über den weiteren Gesundheitszustand des Patienten an den Geistheiler nicht die Regel. Übereinstimmend bedauern Geistheiler aller Kategorien das Stillschweigen ihrer Patienten im Anschluß an eine Behandlung. Meist erwartet der Patient einen sofortigen Erfolg. Mehrmalige Besuche lehnt er fast immer ab, besonders dann, wenn eine erste Sitzung nichts Greifbares erbrachte. Die Aufforderung des Geistheilers, wiederzukommen, wird sehr oft als Geldgier mißverstanden.

Verläßt der Patient einen Geistheiler und tritt ein Erfolg der Behandlung erst Tage später ein, wird häufig der Schulmedizin oder einem neuen Medikament der Erfolg zugeschrieben. Von einem Geistheiler erwartet man sich im Grunde nichts anderes als ein sofortiges Wunder. Geduld und Ausdauer oder gar die Bereitschaft, selbst mitzuhelfen, sind nicht von vornherein vorhanden. Wo das Wunder nicht einzutreten scheint, erlischt meist automatisch die Bereitschaft, daran und an die Kraft des Geistheilers zu glauben. Die meisten Menschen, die so einen vergeblichen Besuch bei einem Geistheiler hinter sich haben, werden zu den erbittertsten Gegnern aller Geistheiler. Zum Teil fühlen sie sich blamiert, weil sie mal an so einen „Quatsch" geglaubt haben, zum Teil haben sie die Befürchtung, es könnte aus irgendeinem Grund an die Öffentlichkeit dringen. Wie stünde man dann vor den anderen da? Und vielleicht ist da auch die Angst, der eigene Arzt könnte einem böse sein und seinen Ärger in einer weniger gründlichen Behandlung zeigen. Daß vor allem diese letzte Sorge gänzlich unbegründet ist und auch sein muß, da jeder Arzt seinem Beruf verpflichtet ist und seine Sorgfaltspflicht nie bewußt verletzen würde, leuchtet einem Menschen mit weniger strenger Berufsehre oft nicht ein.

Ein besonderer und ausdrücklicher Wunsch aller Geistheiler ist es daher, eine kurze Nachricht von jedem Patienten zu erhalten, aus welcher Erfolg oder Mißerfolg der Heilbemühungen ersichtlich ist. Ein Dank, wohlgemerkt, muß nicht darin enthalten sein. Auch Kritik kann dienen, wenn sie ehrlich und frei von Beleidigungen geäußert wird. Die Freude über eine erfolgreiche Behandlung ist der wahre Lohn eines jeden Geistheilers. Und dieser wird nur dem zuteil, der von Erfolg oder Mißerfolg erfährt.

Hinzuzufügen ist an dieser Stelle, daß der erfolgreiche Geistheiler in sich selbst während seines Einsatzes etwas vorgehen fühlt. Er hat ja die ungewöhnlich stark ausgeprägte Fähigkeit, sich selbst im Dienst am anderen zu vergessen. Schon während des einleitenden Gespräches zu Beginn einer Heilsitzung öffnet sich der Patient dem Geistheiler in erstaunlicher Weise. Bekenntnisse, auch Schuldbekenntnisse, werden hier abgelegt, die zuvor ein Leben lang verschwiegen wurden. Oft ist allein dieses Erleichtern der Seele genug, um vermeintlich unheilbare Krankheiten zu lindern oder zu heilen.

Ein Beispiel soll hier für viele andere stehen. Es stammt aus der Praxis einer überaus erfolgreichen und angesehenen Geistheilerin in der Nähe Heidelbergs, deren Name durch die Nachfrage bei einer Dachorganisation für Geistheilung zu erfahren ist.

Zu dieser Geistheilerin kam eines Tages eine ältere Dame, die über Wechselschmerzen klagte. Einmal fühlte sie heftige Schmerzen in der Schulter, bald darauf in der Hüfte, später im Knie. Die Ursachen blieben schulmedizinisch unerfindlich. Der Geistheilerin gelang es, in immer neuen Sitzungen der jeweiligen Schmerzen Herr zu werden. Da diese jedoch nie wirklich behoben werden konnten, sondern bald darauf an anderer Stelle wiederkehrten, mußte ihnen eine tiefere Ursache zugrunde liegen.

In einer weiteren Sitzung stellte daher die Geistheilerin der Patientin die Frage, ob sie einmal eine bisher uneingestandene Schuld auf sich geladen habe. Die Frau zögerte mit einer Antwort. Doch die Geistheilerin, die sich in tiefer Konzentration in die Patientin eingefühlt hatte, erkannte zur gleichen Zeit den dunklen Schatten eines Kindes in deren Leib. Sogleich ergänzte sie ihre Frage, ob die Frau vielleicht einmal eine Fehlgeburt oder eine Abtreibung erlitten habe. Die Frau begann heftig zu weinen und berichtete, seit fünfzig Jahren leide sie wegen einer Abtreibung unter einem schrecklichen Alptraum. Im Traum erlebe sie allnächtlich ihr Kind in einem Schuhkarton, in welchem sie es damals erstickt habe. Nie zuvor habe sie je auch nur ein Wort darüber verlauten lassen.

Die Geistheilerin versuchte die Frau mit der Versicherung zu beruhigen, Gott habe ihr diese Schuld lange schon vergeben. Aber Worte allein reichten nicht aus. So bat sie die Frau, gemeinsam mit ihr zu meditieren.

Während der tiefen Meditation beider Frauen gelang es der Geistheilerin, das abgetriebene Kind zu visualisieren (das heißt, sich sehr lebhaft und greifbar vorzustellen) und dieses Geistwesen in die Gedanken der Patientin zu übertragen.

Nun endlich konnte die Patientin ihr abgetriebenes Kind um Verzeihung bitten und sich ihrer Schuldgefühle entledigen. In der Folgezeit genas die Patientin vollständig und blieb bis zum gegenwärtigen Zeitpunkt beschwerdefrei.

Für viele Leser mag sich dieser Bericht als typisches Beispiel überhitzter Phantasie darstellen. Den Geistheiler stört diese Skepsis wenig. Er ist in seinem Wissen um Geschehnisse jenseits unseres Verstandes geborgen und sicher. Dem Patienten, dem geholfen wurde, wird das Heilungswunder vielleicht ein inneres Licht anzünden.

Wir anderen aber sollten uns bemühen, dem Unbegreiflichen ein Recht auf Existenz zuzugestehen. Ein Umdenken scheint nötig.

Das heißt nicht, unbegrenzt leichtgläubig zu werden und auf jeden Schwindel hereinzufallen. Vorsicht muß sein, denn „wo viel Licht ist, ist auch viel Schatten“.

11

Methoden der Geistheilung

Ist die Geistheilung an sich schon schwer mit dem Verstand faßbar, so wird die äußerlich unsichtbare Kraft in ihr noch weitaus rätselhafter.

Wir haben erfahren, daß sie von Gott, einem durch ihn beauftragten Geistwesen beziehungsweise von einer allumfassenden außerirdischen Liebe herrühren soll.

Wie aber zeigt sie sich? Wie fühlt man sie? Und fühlt man sie überhaupt?

Abhängig von dem Ausmaß, in welchem sich ein Geistheiler für den Strom göttlicher Kraft zu öffnen vermag, gibt es mindestens vier markante Methoden, zu heilen. Die Kontaktbehandlung, die Fernbehandlung mit ihrer besonderen Sparte der Radionik und mit einigen Abstrichen auch die magnetische Heilung.

Beginnen wir mit der

a) Kontaktbehandlung

Wie das Wort bereits sagt, ist die wichtigste Voraussetzung ein Kontakt zwischen Geistheiler und Patient. Dieser muß ein Kontakt mit Blick-, Wort- und Berührungsmöglichkeit sein.

In der Regel wird der Geistheiler eine Sitzung mit einem einleitenden Gespräch beginnen. Dieses Gespräch muß nicht unbedingt sofort zum „springenden Punkt" kommen. Es dient nämlich in erster Linie dazu, beide Parteien miteinander vertraut zu machen. Für den Geistheiler ist es wichtig, sich in den Patienten einzufühlen und einzudenken. Je mehr er über den

Patienten weiß, desto feiner wird er dessen Inneres erspüren und mitvollziehen können.

Sobald der Geistheiler eine echte innerliche Verbindung mit seinem Patienten aufzunehmen vermochte, wird er sich in einem geringen Abstand zu demselben niedersetzen oder hinstellen und Hautkontakt aufnehmen.

Überwiegend nimmt der Patient auf einem bequemen Sitz Platz, während der Geistheiler einen härteren, oft auch niedrigeren einnimmt oder aber sich hinter den Patienten stellt.

Während er eine Hand des Patienten ergreift und so den nötigen inneren Strom auch nach außen hin sichtbar herstellt, tastet er mit der freien Hand den Körper des Patienten ab.

Dies kann in einer direkten Berührung geschehen, wobei der Patient sich meist wie bei einem herkömmlichen Arzt ganz oder teilweise entkleiden muß. Für zahlreiche Geistheiler erweisen sich nämlich Textilien als störend und hemmend für den Strom der Heilkraft. Diese kann sogar ganz ausbleiben, weil Kunststoffe getragen werden. Eine direkte Berührung muß jedoch nicht sein. Auch eine indirekte kann dem Geistheiler Aufschluß über das Krankheitsbild geben. Hierbei führt der Geistheiler seine Hand oder beide Hände in einigem Abstand, doch sehr nahe, am Körper des Patienten entlang. In der Fachsprache des Geistheilers heißt es, er taste den feinstofflichen Leib des Patienten ab. Auf diesen Ausdruck werden wir in einem gesonderten Kapitel zurückkommen.

Sowohl beim indirekten als auch direkten Abtasten empfindet der Geistheiler den heilenden Kraftstrom in sich selbst als starke, fließende Wärme. An einer erkrankten Körperstelle steigert sich diese Wärme bis zur Hitze. Sehr häufig spürt der Geistheiler an dieser Stelle jedoch selbst einen kurzen, heftigen, oft bißartigen Schmerz in seinem eigenen Leib.

Als Fallbeispiel mag hier ein besonders augenfälliges genügen.

Ein Patient klagte jahrelang über starkes Rheuma. Als alle schulmedizinischen Anwendungen und Medikamente keinen nachhaltigen Erfolg brachten, wandte er sich schließlich in seiner Verzweiflung an eine Geistheilerin in der Nähe von Heidelberg.

Sie tastete den Körper des Herrn ab und spürte alsbald im eigenen Mund heftigste Zahnschmerzen. Befragt, ob der Herr einen kranken Zahn habe, verneinte dieser entschieden. Da die Geistheilerin jedoch auf eine Untersuchung beim Zahnarzt beharrte, sogar den angeblich angegriffenen Zahn genauestens anzugeben vermochte, gab der Patient schließlich nach.

In der Tat stellte sich bei der Untersuchung durch den Zahnarzt heraus, daß zwar kein Zahn erkrankt, wohl aber eine starke Kiefervereiterung eingetreten war. Der von der Geistheilerin bezeichnete Zahn mußte sofort gezogen werden, um den Eiterherd unter Kontrolle bekommen zu können. Sobald die Entzündung ausgeheilt war, klangen die rheumatischen Beschwerden des Patienten zusehends ab und verloren sich schließlich ganz. Ein Rückfall trat seither nicht auf.

Der Patient empfindet die Berührung durch den Geistheiler zunächst fast immer nur als stark beruhigend. Oft verfällt er darüber sogar in einen leichten Halbschlaf, welcher sich bis zum Tiefschlaf steigern kann.

Geistheiler, welche von einer derartigen Reaktion ihrer Patienten wissen, bieten diesen daher vorsorglich statt eines Stuhles eine Liege an.

Hat der Geistheiler die erkrankte Körperstelle sicher herausgefunden, legt er in entsprechender Höhe eine oder beide Hände auf. Während er sich in aller ihm möglichen Hinwendung für Gottes Heilkraft öffnet und im Namen des Patienten um Hilfe bittet, spürt der Patient eine Veränderung in sich selbst.

Diese geht von der Hand des Geistheilers aus, welche die erkrankte Körperpartie bezeichnet. Beginnend mit einer Benommenheit ähnlichen Leere im Kopf, überträgt sich ihm nun entweder das Gefühl einer stetig wachsenden Hitze oder aber der Eindruck einer sich steigernden Vibration. Sie erfaßt oftmals Arme und Beine des Patienten, bis diese äußerlich sichtbar zu zittern beginnen.

Gleichzeitig steigert sich die Atmung des Patienten, bis sie zu einem hörbar lauten Einatmen und Luftausstoßen wird. Die Atmung, sagen Geistheiler, sei die Nabelschnur, mit welcher ein jeder Mensch Gott verbunden bleibe. Wer einmal unter dem Einfluß eines Geistheilers Heilung erfuhr, wird diese Behauptung sehr nachdenklich annehmen.

Sobald der Geistheiler in sich den Zeitpunkt spürt, seine Hand fortzunehmen, hört die Empfindung des Patienten schlagartig auf. Oftmals berichten Geheilte von einem „Knall“ oder Schlag, mit welchem beispielsweise ihr Gehör eingesetzt habe, ihre Sprache oder Bewegungsfähigkeit zurückkehrte. Immer jedoch kostet es den behandelten Patienten eine starke Anstrengung, in die Gegenwart zurückzufinden.

Das bedeutet nicht etwa, mit einer Heilbehandlung sei eine Bewußtseinstrübung oder eine Art der Hypnose verbunden. Im Gegenteil, man reagiert überwach auf alles, was vom Geistheiler kommt. Zugleich wird aber auch die Umwelt bewußt wahrgenommen. In einer übersteigerten Empfindsamkeit erkennt man sogar Angst oder Zweifel, welche eine Begleitperson während der Heilbehandlung in sich trägt. Dennoch überwiegt der Empfang der Heilenergie alle anderen Eindrücke.

Der Geistheiler setzt seine Behandlung in dem Punkt aus, an welchem der Patient unter dem Eindruck der Heilenergie an die Grenze des ihm Erträglichen geführt wurde. So ist der jähe Schlußpunkt wie ein Schock. Man fühlt sich ähnlich wie nach einer unvermittelt unterbrochenen leidenschaftlichen Umarmung. Nicht unglücklich, doch verwirrt und nicht verstehend.

Erst später, oft nach Stunden oder nach einem ausgiebigen Schlaf, hat man das Gefühl, wieder einen klaren Kopf zu bekommen.

Auffällig ist das Bedürfnis, sich über diese feinsten Empfindungen gegenüber anderen ausschweigen zu wollen. Nur zu den allernächsten Menschen mag man sich äußern, und selbst da ist jedes Wort von einer eigentümlichen Scheu begleitet. Dies rührt nicht so sehr von der Befürchtung her, Spott zu ernten. Vielmehr ist es das Bewußtsein, nur unzulänglich berichten, nicht die ganze Tiefe des Erlebten mitteilen zu können. Den, der einem geholfen hat, möchte man aber nicht unverstanden und belächelt wissen. Man wünscht sich, der Zuhörer möge von dem Gehörten überzeugt werden. Eben weil der

Dank, den man selbst dem Geistheiler gegenüber spürt, überwältigend ist.

So verwundert es nicht, wenn Geheilte zwar gern die Tatsache ihrer Heilung bestätigen, viel und langatmig von ihrer Krankheit und der wunderbaren Zeit nach der Heilung berichten, zu den heimlichen Vorgängen in ihrem Innern aber nichts aussagen wollen.

Nun mag sich der Leser der Illusion hingeben, eine einzige Heilbehandlung durch einen Geistheiler werde, ja müsse heilen. Dem ist jedoch nicht so. Wer mit dem Anspruch zu einem Geistheiler geht, gesund zu werden sei sein gutes Recht, wird oft bitter enttäuscht.

Nicht der Geistheiler und nicht der Patient entscheidet, was geschieht. Dies liegt allein in einem höheren Ratschluß. Ein Geistheiler erklärte dies etwa so: „Leiden ist Lernen, Heilung ist Erkenntnis."

Mit anderen Worten, das Leid schließt einen gewissen Lernprozeß mit ein. Beispielsweise den, wieviel Wert Gesundheit hat und wie leichtsinnig man sie mit diesem oder jenem gefährdet. Wie jede Schulzeit mit einer bestimmten Reifeprüfung endet, schließt die aus einer Krankheit gewonnene Einsicht eine Portion innere Reife mit ein. Wenn dieser Reifungsprozeß abgeschlossen und man selbst bereit ist, die Ursachen oder Anlässe einer Krankheit zu beseitigen, hat eine Heilung Chancen. Ein Recht darauf gibt es jedoch nicht. Schon gar keines, welches von Gott zu erzwingen wäre.

Wer an eine Wiedergeburt glaubt, tut sich mit der Einsicht in die Notwendigkeit einer Krankheit verhältnismäßig leicht. Für ihn ist Krankheit ein selbstgewähltes Lernfach, vergleichbar einem Studium, welches auch freiwillig gewählt und langfristig zu planen ist.

Daß der Mensch an seiner Krankheit leidet, statt sie spontan als Gnade, weil Bildungschance, anzunehmen, hat für den Anhänger der Wiedergeburtslehre seine Ursache in der Vergeßlichkeit. Ohne diese müsse jeder sich seiner vergangenen Leben erinnern und selbstverständlich auch des Augenblicks, in welchem er willentlich die Krankheit in einem neuen Leib wählte, um einen bestimmten Seelenwert zu erzielen. Nur wenn es im Plan der eigenen Seele begründet sei und obendrein Gottes Billigung erführe, werde – nach Auffassung der Wiedergeburtsanhänger – der Mensch gesunden.

Für den Menschen, der nicht an eine Wiedergeburt glaubt, stellt sich der Sachverhalt nicht so einleuchtend dar. Er kann sich im Grunde nur an dem Gedanken festhalten, daß jede Krankheit das Zeichen für eine Störung in seinem Einssein mit dem Universum oder mit Gott ist.

Wie dem auch immer sein mag, die deutliche Erwartung und Anforderung des Patienten, jetzt und unbedingt sofort gesund zu werden, richtet sich oft wie ein negativer Störsender auf die Energie im Innern des Geistheilers. Daher ist es weit besser, gar nichts zu erwarten, jedoch alles für möglich zu erachten.

Wer Gesundheit bewußt als Harmonie und Krankheit ebenso bewußt als Disharmonie erkennen lernt, wird auch den Sinn des Todes erfahren. Wie früh oder wie spät er auch eintritt, immer ist er das Zeichen, daß dieses Leben sich in Gottes höherem Ratschluß bereits erfüllt hat und keine größere Harmonie mehr zu erreichen war. Daß eine solche Einsicht weder Schmerz noch Leid verringert, ist jedermann klar. Aber vielleicht gibt sie Hoffnung. Und genau das ist es, was Geistheiler wünschen.

b) Fernheilung

Nicht jeder Geistheiler mit der Gabe, Kontaktheilungen erfolgreich durchzuführen, vermag auch eine Fernheilung zu erwirken.

Fernheilung bedeutet nichts anderes als eine Geistheilung über eine beliebige Entfernung hinweg.

Fast immer hat der Geistheiler den Patienten nie persönlich kennengelernt. Fernheilungen werden normalerweise per Brief oder Telefon erbeten. Einem Brief sollte man zu diesem Zweck nebst den persönlichen Daten auch ein Foto beifügen.

Meist ergibt sich die Notwendigkeit zu einer Fernheilung bei Patienten, die strikt bettlägerig sind, nicht schreiben oder sprechen können. Aber auch Kranke, welche von der Schwere ihrer

Erkrankung nichts wissen, oder solche, die eine Geistheilung bewußt ablehnen würden, werden von ihren Freunden und Familienangehörigen unter die Obhut eines Geistheilers empfohlen. Ein weiterer Personenkreis sind Kinder, vor allem Kleinstkinder, welche nicht transportiert werden können und auch keinen Besuch empfangen dürfen. Eingeschlossen den Fall eines völlig ablehnenden Patienten, wird der Geistheiler normalerweise sogleich bemüht sein, eine Beziehung zu dem Patienten aufzuspüren. Diese besteht zunächst einmal darin, eine Zeit der möglichen Wechselbeziehung zu vereinbaren. Ist der Patient willens, eine Behandlung durch einen Geistheiler anzunehmen, wird man eine bestimmte Uhrzeit festlegen. In dieser Zeit ist es am besten, der Patient legt sich an einem stillen Ort nieder und versucht, sich zu entspannen.

Entspannung stellt sich am vollkommensten über die Atmung ein. Der Atem sollte dabei möglichst tief in den Bauch hinein spürbar sein. In langen, gleichmäßigen Zügen ein- und ausatmen, bis der Pulsschlag wie auf einer Welle mitgetragen wird. Mit lose geschlossenen Augen sollte man sich jeden Atemzug als eine hohe, hell leuchtende Lichtwoge vorstellen. Das Schwingen auf und Eindringen ins Licht wird eine Stimmung erzeugen, welche der Lichtenergie des Geistheilers den Weg zu Ihnen bereitet.

Zur vereinbarten Zeit wird sich der Geistheiler in einer Meditation für den Geist Gottes öffnen. Spürt er den Kraftstrom in sich fließen, nimmt er Bild oder Brief des Patienten zu sich und malt sich in aller Lebhaftigkeit aus, die dahinter verborgene Person bei sich zu fühlen. Manchmal stellt er sich auch vor, den Patienten in seine Arme zu schließen. Wieder andere wünschen sich nur zu dem Kranken ins Zimmer oder denken sich, ihm ihre Hände aufzulegen. Es ist dabei gar nicht wichtig zu wissen, wo der Patient wohnt. Da der Geistheiler nicht als Ego, nicht als Ichperson heilt, sondern Gottes Kraft in ihm wirkt, ist sein persönliches Raum- und Zeitgefühl völlig belanglos.

Die Berichte über derlei geistige Reisen, welche den Geistheiler über Ozeane und ferne Länder hinweg in ihm unbekannte Räume versetzen, so daß er dem oft ahnungslosen Kranken plötzlich leibhaftig erschien, häufen sich.

Verschiedene Geistheiler schildern, daß sie am Ende einer solchen Geistreise den Eindruck hatten, den Patienten wirklich zu umarmen. Berichte von geheilten Kranken, die über Fernheilung behandelt wurden, decken sich mit diesen Schilderungen vollständig.

Gelingt es dem Geistheiler, seinen fernab lebenden Patienten geistig zu berühren, läuft das nämliche Erkennungs- und Behandlungsschema ab wie bei der Kontaktheilung.

Die Annahme, daß auf die geschilderte Art und Weise ein geistiger Kontakt zwischen Geistheiler und Patient tatsächlich und nicht nur in irgendeiner absurden Phantasie zustande kommen kann, läßt sich nicht als bloße Erfindung abtun. Dafür gibt es zu viele Berichte, beglaubigte Heilungserfolge und Analysen, welche von Forschern und Schulmedizinern durchgeführt wurden. Nur zu oft stand die Schulmedizin bereits vor einem Rätsel, wenn ein zur Operation freigegebener und vorbereiteter Patient nach einer Fernbehandlung gesund in seinem Krankenzimmer erwachte. Viele von ihnen sind in solchen Situationen schnell bereit, von einer vorherigen Fehldiagnose zu sprechen oder die eigene Natur des Kranken als Heiler ins Feld zu führen. Es gibt jedoch immer wieder und immer mehr Mediziner, welche die tatsächlichen Zusammenhänge erkennen und akzeptieren lernen. England ist hier das beste Beispiel.

Ein einmal begonnener Heilungsprozeß sollte nicht abgebrochen werden. Geistheiler raten entschieden von einem Rückzug ab. Eine erste Wendung zum Schlimmeren sei oft die Folge einer Geistbehandlung. Sie sei das Zeichen eines inneren Vorganges im Patienten.

Eine Fortsetzung der Behandlung erbringe in achtzig Prozent aller Fälle das Verschwinden der bösartigen Symptome. Im Hinblick darauf, daß überwiegend von der Schulmedizin Aufgegebene einen Geistheiler aufsuchen, ist ein Mißerfolg von zwanzig Prozent verschwindend gering.

Die Zahlen dieser Statistik, welche von dem berühmten englischen Geistheiler Harry Edwards aus Dankesschreiben und dauerhaften Kontakten mit Tausenden seiner Patienten ermittelt wurden, stimmen weitestgehend mit Ergebnissen anderer Geistheiler überein, die sich eine kleine Privatliste der von ihnen behandelten Menschen angelegt haben. So mancher Skeptiker mag jetzt lächeln und auf alle die Briefe verweisen, welche die entsprechenden Spalten der Zeitungen und Klatschblätter füllen. Jeder weiß ja, daß die wenigsten von ihnen tatsächlich jemals von einer Sabine S. aus K. an Frau Hannelore oder Frau Renate, oder wie die Damen alle heißen mögen, geschrieben wurden. Ebenso könnten die spektakulären Zahlenangaben von Geistheilern erfunden sein.

Stimmt. Zweifel sind in dieser so schwer greifbaren Geschichte durchaus erlaubt.

Wenn nun aber namhafte und ernst zu nehmende Notare Dankesbriefe von Geheilten beglaubigen und für echt erklären, wenn Geheilte sich nicht mit einem Dank an den Geistheiler begnügen, sondern ihre Geschichte ins Rampenlicht der Öffentlichkeit und zur freien Diskussion stellen – wie steht es dann um unsere Zweifel? Geraten sie nicht ins Wanken, lösen sich gar auf? Und wenn auch das Nichtbegreifen bleibt, ahnt man nicht vielleicht doch die Existenz einer höheren Weisheit hinter der vergleichsweise geringen eines Menschen?

c) Magnetheilung

Der grundsätzliche Unterschied zwischen einem Geistheiler und einem Magnetheiler liegt in der beiden verfügbaren Kraftquelle und deren Ursprung.

Fühlt sich der Geistheiler zutiefst seinem Gott oder doch dessen bevollmächtigtem Geistwesen verbunden, so tritt der Magnetheiler in eigener Person in eine direkte Beziehung zu einem kosmischen Kraftfeld.

Daher ist die Bezeichnung „Magnetheilung" oder „Magnetisieren" nur bedingt richtig.

Ein Magnet ist eine echte physikalische Kraft, welche in der Wechselwirkung zweier Pole besteht. Eine Heilkraft hingegen ist der Magnet als solcher nicht.

Wie bereits vorhergehend ausgeführt, stammt der Begriff des Magnetisierens aus den Anfängen der Neuzeit. Damals dachte man sich das Magnetisieren als Überträger einer kosmischen Energie auf den Menschen. Sehr bald stellte sich jedoch heraus, daß zu einer solchen Energieübertragung kein Hilfsmittel nötig ist. Aus diesem Grunde müßte die Magnetheilung folgerichtig in Kosmische oder Kosmos-Heilung umbenannt werden. Denn allein kosmische Kräfte sind es, welche durch den entsprechenden Heiler wirken.

Harry Edwards bringt in einem seiner Bücher für das Wirken kosmischer Energie ein Beispiel, welches wir hier wiedergeben wollen. Und zwar bezeugt er am Beispiel eines Baumes, daß Wurzelnahrung allein nicht am Leben erhalte. Statt dessen sei es notwendig, daß der Baum mit Hilfe seiner Blätter Sonnenlicht und andere kraftspendende Substanzen aus der Luft aufnehme und in Lebensenergie umwandle.

Erst das Zusammenwirken von irdischer und kosmischer Energie erhalte somit den Baum lebenstüchtig.

Ein anderes Beispiel, diesmal aus dem menschlichen Bereich, mag Höhenluft sein, deren Einatmen gesundheitsfördernd wirken kann. Auch Trinkkuren an gewissen Heilquellen und das Ruhen in bestimmten unterirdischen Stollen können hier erwähnt werden. Nicht zuletzt erinnere man sich der Seeluft, deren gute Wirkung auf Kreislaufkranke unbestritten ist.

Ein Heiler, welcher in spürbarem und bewußtem Kontakt mit den Erdkräften und kosmischen Kräften steht, vermag dieselben an seine Mitmenschen abzugeben.

Hierbei schöpft er jedoch nicht aus der Kraft eines Geistwesens beziehungsweise seines Gottes, sondern aus den Kraftreserven in seinem eigenen Körper.

Daher ist es erklärlich, daß ein Kosmos-Heiler zum einen über eine urgesunde Natur verfügen, zugleich aber auch mit seinen Kräften haushalten muß. Wenn er seine aus dem Kosmos bezogenen Kräfte durch Handauflegen auf einen Kranken überträgt und diesen Vorgang mehrmals in kurzen Zeitabständen wiederholt, wird er sich am Ende selbst erschöpfen. Ein Rasten und Auftanken ist für diesen Heiler unbedingt erforderlich. Auch der Kosmos-Heiler oder Magnetheiler, wie wir ihn eingangs nannten, meditiert, um einen Kraftfluß zwischen sich und dem die Erde umgebenden Energiefeld herzustellen. Er muß einen Zustand des Einswerdens mit allem ihn umgebenden Leben herstellen. Erst dann vermag die Kraft aus dem Kosmos in ihn einzudringen und die berühmte Flußlinie herzustellen, welche wir bereits aus den Äußerungen der Geistheiler kennen.

Wo der Geistheiler keiner Vordiagnose durch einen Schulmediziner bedarf und nur als Kanal einer Gottkraft wirkt, ist der Kosmos-Heiler mehr auf eigene Erkenntnisse angewiesen. Für ihn ist eine schulmedizinische Vordiagnose wünschenswert, wenngleich er sie zumeist nur zur Bestätigung der eigenen Diagnose benötigt.

Der Kosmos-Heiler oder Magnetheiler wird sich seinem Patienten zunächst fast wie ein Schulmediziner zuwenden. Das bedeutet, er tastet den Körper des Kranken mit seinen Händen ab und verfügt über genügend medizinische Kenntnisse, um eine allgemein nachvollziehbare Diagnose zu erstellen. Zusätzlich zu seinen Händen bedient er sich jedoch im Normalfall eines Pendels oder einer Wünschelrute, um den Krankheitsherd ausfindig zu machen. Oft benötigt er sogar beides.

Diese Hilfsgeräte werden über den Körper des Patienten geführt und zeigen durch Ausschlagen oder Schwingen die erkankte Stelle an.

Ein echter Kosmos-Heiler oder Magnetheiler mit Pendel oder Rute spürt die Schwingungen im Kraftfeld des Patienten, ohne sein Gerät durch willkürliche und bewußt täuschen wollende Eigenbewegung dahinter zu vollführen. Wo die Schwingung im Kraftfeld des Patienten gestört ist, bewegt sich das Instrument von selbst. Der Spiegel für einen heilen, sprich gesunden Körper bietet sich im Körper des Heilers. Stellen Sie sich diesen Vorgang so vor, als führten Sie einen Stift entlang einer Linie und ließen ihre Augen fest geschlossen. Wo die Linie unterbrochen wird, sackt Ihr Stift unweigerlich ab.

Voraussetzung für eine erfolgreich gestellte Diagnose mit Pendel oder Rute oder durch magnetisches Händeauflegen ist die eigene Bärennatur des Geistheilers. Von deren Verfassung ist jede Aussage direkt abhängig. Ein Mißerfolg des Kosmos-Heilers ist deshalb oftmals terminbedingt. An einem anderen Tag, bei günstigeren Bedingungen, würde sich vielleicht ein besseres Ergebnis erzielen lassen. Schon allein daraus ergibt sich, daß eine Wiederholung einer Erstbehandlung in jedem Fall zu empfehlen ist.

Auch ein Kosmos-Heiler ist zu Fernheilungen imstande. Jedoch ist dies nur selten und ausschließlich unter der Bedingung eines vorausgegangenen direkten Kontaktes zum Patienten möglich.

Eine Heilung mit Hilfe kosmischer oder Erdenergie erfolgt im Normalfall ganz ähnlich wie bei einer Geistheilung. Der Kosmos-Heiler wird seinen Patienten zunächst in einen ruhigen inneren und äußeren Zustand der Entspannung versetzen. Gleichzeitig wird er bemüht sein, sich selbst mit seinen körpereigenen Energiefeldern auf den Patienten einzustimmen.

Wenn zum Beispiel die Leber des Patienten erkrankt ist, wird sich der Kosmos-Heiler dieses Organ lebhaft vor seine inneren Augen rufen und zugleich eine Art Vergleich zwischen seiner eigenen gesunden Leber und der des Kranken vornehmen. Durch seine dem Patienten aufgelegten Hände teilt der Kosmos-Heiler Kraft von seiner gesunden Leber auf die kranke des Patienten mit.

Diese Wechselwirkung von Leber zu Leber, also von Pol zu Pol, rief ursprünglich das Bild des Magneten hervor und gab der Behandlungstechnik ihren Namen.

So wie das erkrankte Organ biochemische und bioelektrische Veränderungen in seinem Kraftfeld ausstrahlt, welche der Kosmos-Heiler dank seiner besonderen Gabe erkennen kann, strahlt auch die Energie im Kraftfeld des Heilers zurück. Nach dem Schema des sendenden Organs ordnet sich das Kraftfeld des empfangenden Organs neu. Gleichzeitig regt die sendende Kraft die Selbstheilungsenergie des kranken Organs an. Endergebnis ist die Genesung.

Die Erfahrung lehrt, daß Kosmos-Heilung oder Magnetheilung nur in einem begrenzten Gebiet anwendbar ist. Es sind dies vor allem Nervenleiden, Kreislaufbeschwerden, Blutarmut, Durchblutungsstörungen und gewisse Erkrankungen der Atemwege.

Eine strikte Trennung zwischen Kosmos- oder Magnetheilung und Geistheilung gibt es trotz der beobachteten feinen Unterschiede nicht. Sehr oft ist die Kosmos-Heilung eine Vorstufe in der Entwicklung des Heilers zum Geistheiler hin und reift mit fortschreitender Lebenserfahrung.

Einen Kosmos-Heiler oder Magnetheiler ohne die stark ausgeprägte Fähigkeit, sich in seinen Mitmenschen einzufühlen, gibt es nicht. Auch eine große Empfindsamkeit im Umgang mit allen Gesetzen des Lebens sowie eine gewisse spiritistische Neigung sind unerläßlich. Voraussetzungen also, welche in gesteigerter Form einige der Anlagen eines Geistheilers ausmachen.

Wie stark sich der Kosmos-Heiler in seinem Dienst am Mitmenschen verausgabt, hängt letztlich von seiner Einstellung zum Ich ab. Je offener er selbst für die Energie aus dem Kosmos ist, desto weniger wird er seine eigenen Kraftreserven angreifen müssen. Und desto näher wird er zugleich auch der reinen Geistheilung rücken.

Der Kosmos-Heiler beziehungsweise Magnetheiler arbeitet häufiger als der reine Geistheiler in einer behördlich zugelassenen Heilpraktikerpraxis. Oft kann er wegen seines früh ausgeprägten Interesses an allen biologischen und energetischen Vorgängen ein entsprechendes Universitätsstudium nebst medizinischer Erfahrung vorweisen. Eine Zusatzausbildung als Sanitäter oder Masseur, Heilgymnast oder ähnliches wird oft beobachtet. Diese breit gefächerten Kenntnisse setzen ihn zu einer gut fundierten schulmedizinischen Krankheitsdiagnose instand.

Das Betreiben einer eigenen Praxis sehen viele Geistheiler als Gefahr an. Sie fürchten, wegen des mit ihr verbundenen Geldgewinns nicht mehr als Kanal göttlicher Liebe wirken zu dürfen und einen Verlust dieser Kraft zu erleiden. Dem Kosmos-Heiler stellt sich diese Problematik nicht. Seine Einstellung zur Sache, zu sich selbst und zum Geld ist eine andere.

Wo der Geistheiler nichts aus sich selbst heraus vermag und sein Wirken ganz in den Schatten stellt, heilt der Kosmos-Heiler durch sich selbst. Er gibt von seiner eigenen Vitalität und erwartet dafür ganz selbstverständlich eine Gegenleistung.

Diese entsteht in einer offiziellen Honorarforderung, welche unter bestimmten Bedingungen von privaten Krankenkassen getragen wird.

Die wichtigste dieser Bedingungen ist nun einmal die anerkannte Praxis oder vergleichbare Arbeitserlaubnis, welche den Heiler zur Ausübung seiner Heilertätigkeit berechtigt. Ist diese Bedingung erfüllt, läßt sich alles regeln. Wo nicht, muß der Patient aus eigener Tasche für die erfolgte Behandlung geradestehen.

Vor nicht allzulanger Zeit stand der Heilpraktiker noch in dem Ruch, ein ausgemachter Schwindler zu sein. Von seiten der Schulmedizin wurde ihm so wenig zugetraut wie heute dem Geistheiler.

Wenngleich immer noch kein einheitliches Prüfungsgesetz für den Beruf des Heilpraktikers existiert, hat sich das alte Bild in der Öffentlichkeit beträchtlich gewandelt. Der Zulauf zu Heilpraktikern nimmt ständig zu. Längst scheut man sich nicht mehr, in aller Öffentlichkeit zu ihm zu gehen und seine verordneten Medikamente aus der Apotheke zu holen.

Ein Omen für die Geistheiler und die Zukunft? Wer weiß.

Das Hauptkriterium für den einzelnen Kosmosheiler, der als Heilpraktiker arbeitet, ist jedoch wie bei jedem anderen Geistheiler sein Ruf. Dieser scheidet die weißen von den schwarzen Schafen.

Wer heute als Kosmos-Heiler von seiner Praxis als Heilpraktiker leben kann und Steigerungsraten innerhalb der Patientenzahlen verzeichnet, ist gut. Der Patient ist ein feines Meßgerät. Man sollte sein Urteilsvermögen nicht unterschätzen. Vor allem aber sollte man sich hüten, ihm vorzuschreiben, wie sein Urteil lauten müsse.

Um allen Mißverständnissen vorzubeugen, erlauben Sie uns eine kleine Anmerkung. Selbstverständlich ist nicht jeder praktizierende Heilpraktiker ein Kosmos-Heiler oder in irgendeiner anderen Form als Geistheiler tätig. Auch unter Heilpraktikern gilt, was für alle Menschen gleich anzusehen ist, daß nämlich Geistheiler die große Ausnahme unter uns sind.

Als viertes und letztes Gebiet der Geistheilung wollen wir uns nun mit der Methode der Radionik befassen. Sie ist in der Öffentlichkeit bisher wohl am wenigsten bekannt. Im „Handbuch alternativer Heilweisen“ (Hermann Bauer Verlag) finden sich einige Seiten mit Hinweisen. Wir haben es durch Interviews mit einigen Heilern angereichert, welche sich mit dieser Methode befassen und die erstaunlichsten Heilerfolge erzielen konnten.

c) Radionik

Radionik ist eine Methode der Geistheilung. Der Heiler, der sich ihrer bedient, benutzt zur Erstellung von Diagnosen und Heilenergie ein Instrument. In seiner Empfindlichkeit und Einsatzbreite ist es einer Wünschelrute oder einem Pendel nicht unähnlich.

Um eine Beziehung zu einem Patienten herstellen zu können, braucht der Heiler für sein Gerät einen Blutstropfen, eine Haarlocke, eine Unterschrift oder einen Brief des Kranken. Wie bei einer Fernheilung vermag der Radioniker sein Gerät auf beliebige Entfernungen anzuwenden und ist an keinen Ort gebunden. Um eine Diagnose anzufertigen, legt der Radioniker das Zeugnis des Patienten – also Blutprobe, Haarlocke oder Schriftbild – auf sein Gerät. Dann richtet er seine Gedankenkraft auf den Patienten und reguliert zugleich die Skalen seines Gerätes, bis er die gewünschte Verbindung mit dem Patienten hergestellt hat. Diese Regulierung der Skalen ist einer Feineinstellung an einem Radiogerät nicht unähnlich, wenn der Sender verschwommen und weit entfernt zu sein scheint.

Ist die Beziehung zum Patienten auf diese Weise sicher hergestellt, vermag der Radioniker Fragen ans Unterbewußtsein des Patienten zu stellen und von dort Antworten zu erhalten.

Wie bei jedem anderen Geistheiler auch, erzielt also der Radioniker eine enge Wechselbeziehung zwischen seinem eigenen Kraftfeld und dem des Patienten. Der Informationsstrom zwischen beiden Kraftfeldern erbringt die gewünschten Auskünfte über Gesundheitszustand und sonstiges Befinden des Patienten.

Sind die Auskünfte über den Zustand des Patienten ermittelt, stellt der Radioniker fest, welche Art der Behandlung anzuwenden ist, um die ursprüngliche Gesundheit wiederherzustellen. Auch hierzu bedient er sich seines Gerätes. Die Gradeinteilung auf dem Gerät entspricht dem Strahlenbild, welches ein gesunder Körper aussendet. Der Radioniker wird nun die ermittelten Strahlenwerte seines Patienten auf der Skala seines Gerätes einstellen und dabei herausfinden, welche von der Norm des Gesunden abweichen. Nun ist es ihm möglich, jene Grade auszuwählen, die notwendig sind, um das innere Gleichgewicht, das heißt die Gesundheit des Patienten, wiederherzustellen.

Erreichen kann er seinen Patienten erneut mit Hilfe eines Gerätes, welches über das Mittel der Blutprobe oder des Haarteils eine direkte Verbindung zum Kranken herstellt. Manchmal genügt es nicht, allein die Gradeinteilung auf den Kranken zu übertragen und so dessen Heilungskräfte anzuregen. In diesen Fällen wird der Radioniker geeignete Naturheilmittel zusetzen, welche für die Dauer der Behandlung nahe zu den körpereigenen Proben des Patienten auf dem Behandlungsgerät niedergelegt werden.

Es fällt schwer, die Wirksamkeit einer solchen Behandlung anzuerkennen. Aber die Fülle der schulmedizinischen Analysen von Krankheitsbefunden vor und nach der Behandlung mit der Methode der Radionik widersprechen allen Zweifeln. Auch die Bezeugungen von geheilten Patienten reihen sich in diese Beweiskette ein.

Im Grunde ist bei dieser Form der Geistheilung nicht der Heiler das Medium, sondern sein Gerät. Der Radioniker entschlüsselt Nachrichten, welche ihm das Gerät ermittelt. Und er programmiert es nach seinen langjährig erworbenen Erkenntnissen und Erfahrungen. Die Grundlage dieser Erfahrungen und Erkenntnisse liegt in einer angeborenen Begabung des Radionikers, Vibrationen oder Kraftwellen aufzuspüren, welche von aller Materie ausgehen und mit herkömmlichen Methoden nicht erfaßbar sind. Der Radioniker ist nicht empfindungsfähig oder empfänglich genug, diese Kraftwellen mit seiner Hand aufzufangen, wie dies der Geistheiler tut. Aber er ist imstande, die Kraftwellen seines Gerätes zu empfangen und zu deuten.

Wie die Arbeit mit Pendel und Wünschelrute gehört die Radionik der Gruppe der Radiästhesie an. Sinngemäß bedeutet dieses Wort nichts weiter als die Fähigkeit, übersinnliche Strahlungen wahrzunehmen und diese Wahrnehmung mit einem technischen Hilfsgerät zu verstärken und auszudeuten. Die Entdeckung der Radionik als Heilkunst ist einem Amerikaner namens Dr. Albert Abrams zu verdanken, welcher 1863 in San Francisco geboren wurde. Er erkannte im Laufe seiner ungewöhnlich intensiven medizinischen Studien, daß bestimmte Körperbereiche beim Abklopfen einen veränderten Klang abgaben, sobald sie krankhafte Symptome aufweisen. Um diese Klangbilder besser voneinander unterscheiden zu können, entwickelte Abrams ein Gerät, mit dem er sowohl das Ausmaß der Krankheit messen konnte als auch deren äußere Merkmale. Aus diesem ersten elektronischen Meßgerät entwickelte sich im Laufe der Jahrzehnte die Radionik in ihrer heutigen Form. Zunächst aber gelangten Abrams' Erfindungen nach England, wo sie von eigens zusammengestellten Prüfungskomitees für gut und zweckmäßig befunden wurden.

Von nun an war der Vormarsch der Heilmethode nicht mehr aufzuhalten. Forscher in USA und England machten sich um die Verfeinerung der Methode verdient und steuerten zugleich neue Grenzgebiete dazu bei. Eine ganz entscheidende Neuerung war unter anderem das Einbringen der fernöstlichen Ideen über die unsichtbare Anatomie des menschlichen Körpers und deren Zusammenhang mit dem sichtbaren Leib.

Aus allen Entwicklungsstadien ergibt sich heute die feste Überzeugung in der Radionik, daß der Mensch mit allem anderen Leben auf der Welt ein gemeinsames Kraftfeld teilt. Innerhalb dieses gemeinsamen Kraftfeldes aber besitzt jedes Einzelleben sein eigenes, nicht übertragbares und nicht austauschbares Energiefeld. Dieses ist in einigen Teilen elektromagnetisch und daher für einen Magnetheiler erreichbar.

Die Radionik hat das Energiefeld des Menschen in Grade unterteilt. Diesem Tun liegt die Auffassung zugrunde, daß alle Energie Vibrationen und Wellen hat, die auf andere Energieträger übertragbar sind. Vergleicht man das Normbild der Skala eines Gesunden mit dem eines Kranken, entdeckt man sehr leicht die Unstimmigkeiten und kann diese entsprechend zu korrigieren versuchen.

Der Vorteil der Radionik wird im allgemeinen darin gesehen, daß man mit ihrer Hilfe Krankheiten in ihren Anfängen zu erkennen vermag und entsprechend frühzeitig zu Gegenmaßnahmen schreiten kann.

Praktizierende Radioniker verweisen vor allem auf ihre erstaunlichen Erfolge in der Krebsbekämpfung. Dies ist nicht so sehr Verdienst der Krebsbehandlung, sobald die Krankheit offenbar ist oder sich bereits im fortgeschrittenen Stadium befindet. Vielmehr wird der Erfolg in der Früherkennung gesehen, welche mit Hilfe der Radionik bereits im allerersten Stadium der vermehrten Zellteilung erfaßt werden könne. Bekanntlich aber ist Krebs um so nachhaltiger heilbar, je frühzeitiger er entdeckt und behandelt wird.

12

Geistheiler und Behandlungskosten

Im Gegensatz zur traditionellen Schulmedizin, die mit regelmäßig steigenden Kosten in allen Bereichen für spektakuläre Schlagzeilen sorgt, bietet die Geistheilung in dieser Hinsicht kaum Angriffsfläche.

Denken wir beispielsweise an streikende oder zumindest Streiks androhende Zahnärzte, die für ihr Einkommen bereit sind oder wären, auf die Straße zu gehen und ihre Praxen für einige Zeit zu schließen. Oder an die skandalös angewachsenen Krankenhauskosten, wegen deren Unsummen den Krankenkassen allmählich die Puste ausgeht. Erinnern Sie sich auch an die Teuerungsraten bei Medikamenten, welche die pharmazeutische Industrie vergoldet. Dann an die Groteske, daß von Politikern und Fachleuten in aller Öffentlichkeit darüber gestritten wird, ob ein Arzt für die Behandlung eines Privatpatienten tatsächlich andere Honorare verlangt oder sogar verlangen darf, als für die gleiche Behandlung bei einem Kassenpatienten.

Die Medizin als Geschäft, noch dazu als ungewöhnlich einträgliches, funktioniert perfekt. Der Leidtragende ist – im doppelten Wortsinn – der Patient und mit ihm die Flut der Gesunden, welche im Hinblick auf mögliche künftige Leiden ihren Krankenkassenbeitrag gesetzlich oder privat zahlen muß.

Der Mensch ist in diesem Geschäft Objekt, ist Ware. Zwar wird er nicht in seiner Person gehandelt, nicht mehr wie anno dazumal als Sklave verkauft. Seine Krankheit jedoch ist Geschäftsgegenstand.

Haben Sie schon einmal angehende Schulmediziner, Studenten oder Abiturienten mit entsprechendem Berufsziel nach den Anlässen für ihre Wahl befragt? Sie werden überwiegend etwas von Geld zu hören bekommen. Selten erhalten Sie zur

Antwort, man wolle helfen. Und wenn doch einmal, dürfen Sie damit rechnen, auf eine tiefer schürfende Zusatzfrage darüber belehrt zu werden, Arzt zu sein bedeute Ansehen, Macht und Würde zu genießen. Man gehöre dann eben zur Oberschicht und könne sich ein tolles Leben leisten.

Arzt, das bedeutet heutzutage fast ausschließlich Beruf, nicht aber Berufung. Ausnahmen bestätigen selbstverständlich auch hier die Regel. Doch ihre Anzahl ist gering. Wer das Glück hat, in Behandlung eines Arztes zu sein, dem sein Beruf noch nicht zum Job geworden ist, der noch mitfühlen und mitleiden kann, ist zu beneiden. Gesundheit ist unbezahlbar. Diesen Grundsatz hat sich die Schulmedizin und Arzneimittelindustrie sehr zu Herzen genommen. Wer gesund werden will, wird zur Kasse gebeten. Und wehe dem, der hier an die Gleichheit der Menschen glaubt! Sicher, die Medizin ist für alle gleich. Doch wer mehr bezahlen kann, erhält auch teurere Medikamente oder medizinische Anwendungen. Ob diese immer besser sind als die billigeren, sei dahingestellt.

Auch die Behandlung durch den Arzt ist immer gleich. Oder etwa nicht? Ist es etwa nur ein Gerücht, daß der zahlungskräftige Patient einen Spezialisten von Weltruf bedeutend leichter erreicht als der Kassenpatient? Und widmet nicht der behandelnde Arzt dem Privatpatienten ein Mehr an Zeit, ein komfortableres Wartezimmer, eine promptere Abfertigung ohne unzumutbare Wartezeiten in randvollen Wartezimmern?

Zugegeben, die Last auf den Schultern der Schulmediziner wiegt oftmals schwer. Bei vielen Ärzten wundert es, daß sie noch nicht darunter zusammengebrochen sind.

Doch wer sich in den Dienst der Menschheit stellt, soll er nicht – um mit der Bibel zu sprechen – das Kreuz des Leidens mittragen?

Zu allen Zeiten war der Arzt umworben, hochgeachtet, war er die Macht zwischen Glück und Leid. Es ist ewig scheinende Tradition, ihn fürstlich zu bezahlen. Wobei das letzte Ei eines armen Bäuerleins ebenso fürstlich ist wie das Juwelengeschenk eines Millionärs.

Wie auch immer der einzelne über die Kostenexplosion denken mag, welche die Lohntüten in regelmäßigen Abständen erleichtern – Gesundheit ist nicht nur teuer, gleich lieb und wert. Sie ist auch teuer im Geldsinn. Für viele zu teuer. Und wenn nach Alternativen gesucht wird, so nicht zuletzt auch deswegen.

Wir haben bereits aufgezeigt, daß Geistheilung sich weniger mit Krankheiten als mit Menschen befaßt. Ihr ist der Mensch in seiner Ganzheit wichtig. Mit Leib, Seele, mit seiner Einbindung ins Universum göttlichen Ursprungs und schließlich auch mit den Auswirkungen auf seine Gesundheit, sobald er aus dieser Einbindung ausbricht.

Um Heilung zu erzielen, braucht der Geistheiler ebenso wie der Schulmediziner eine gewisse Zeit. Wo der Schulmediziner jedoch nur über eine kleine Zeitspanne für den einzelnen einsetzen kann, nimmt sich der Geistheiler für jeden Menschen viel Zeit. Eine Stunde ist das mindeste, was für eine Sitzung veranschlagt wird.

Etwas anders sieht dieses Zeitmaß allenfalls dann aus, wenn der Geistheiler zugleich auch Heilpraktiker ist, eine eigene Praxis hat und offiziell Anerkennung findet. Hier kann er sich dem Ansturm der Patienten meist nicht besser entziehen als der niedergelassene Schulmediziner auch. Doch da selbst eine gutgehende Heilpraktikerpraxis nur selten so viele Patienten verzeichnen kann wie ein Schulmediziner, geht es dort immer noch vergleichsweise gemütlich und geruhsam zu.

Auch der Geistheiler ohne offiziell behördlich gemeldete und anerkannte Praxis verfügt normalerweise über einen nur zu diesem Zweck eingerichteten Raum, sei dies auch das eigene Wohn- oder Eßzimmer, welches anläßlich eines Patientenbesuches ungestört zur Verfügung steht.

Betrachten wir einmal Terminkalender, Telefonrechnungen, Benzinkosten, Mietaufwendungen, so stellen wir fest, daß der Geistheiler nicht nur mit seiner Zeit und Nächstenliebe im Dienst an der Menschheit steht, sondern nicht selten sogar mit seinem eigenen Geldbeutel.

Man sollte daher annehmen, eine Sitzung bei einem von ihnen sei ein kostspieliger Versuch, vergleichbar etwa einer Privatrechnung von einem Schulmediziner.

Aber weit gefehlt.

Der ernst zu nehmende Geistheiler erstellt weder Rechnungen noch erhebt er mündliche Forderungen noch erwartet er Bezahlung in irgendeiner Form.

Mit Mißtrauen betrachtet jeder wahrhaft dienende Geistheiler jene, die einen großen Geldbetrag für eine Heilung fordern. Die einzige Ausnahme, die jeder gelten lassen möchte, ist das Entgelt beispielsweise einer Benzinrechnung, sofern der Geistheiler einen bestimmten Anfahrtsweg auf sich nehmen mußte. Hier wird der Patient oder dessen Familie sich nach vorheriger Absprache verhalten müssen.

Alle im Interview von uns befragten Geistheiler erklärten jedoch übereinstimmend und ganz entschieden, auch hier auf eine Bezahlung zu verzichten, wenn Not ersichtlich sei. Sollte sich ein Geistheiler anders verhalten und bestimmte hohe Forderungen stellen, ohne deren Erfüllung er seine Heilversuche verweigert, ist es geraten, sehr auf der Hut zu sein und lieber ganz auf eine Behandlung zu verzichten.

Im übrigen wird ein Geistheiler nur selten ein Geschenk von seinem Patienten abweisen. Seit jeher antwortet ein Beschenkter gern mit einem Gegengeschenk. Dies ist in allen Kulturen uralter Brauch. Auch hierzulande.

Wer eingeladen wird, bringt ein Gastgeschenk mit. Wer zum Geburtstag beschenkt wird, läßt es sich selten nehmen, auch seinerseits mit einem Geschenk aufzuwarten, wenn der Freund selbst ein Fest zu feiern hat.

Die Beziehung zwischen Geistheiler und Patient ist ganz ähnlicher Art. Der Geistheiler schenkt, der Patient empfängt. Wer sich sozusagen revanchieren möchte, findet dazu immer Gelegenheit.

Meist weiß der Geistheiler aus Erfahrung, daß niemand gern ein Geschenk unerwidert läßt. So hat er vorgesorgt, um dem Patienten jede Peinlichkeit zu ersparen. Häufig steht irgendwo im Behandlungszimmer oder nahe der Haustür ein Sparkästchen bereit, in welches der Patient etwas einlegen kann. Wieviel oder ob überhaupt etwas einbezahlt wird, bleibt unbesehen. Wer nicht mit Geld bezahlen will, sondern eine Kleinigkeit als Gegengeschenk vorbereitet hat, wird sicher ebenfalls Dank und Freude dafür ernten.

Wohlgemerkt, nötig ist weder das eine noch das andere. Auch erwartet wird nichts. Seinen eigentlichen Lohn sieht der Geistheiler in der Freude des erfolgreichen Helfens.

Viele der von uns befragten Geistheiler gaben an, daß sie sich mit dem Inhalt ihrer Sparkästchen Seminarbesuche ermöglichten, auf die sie normalerweise hätten verzichten müssen. Andere erklärten, sie würden mit dem Inhalt derselben ihre wirklich entstandenen Unkosten ausgleichen, den Überschuß jedoch grundsätzlich einer mildtätigen Organisation spenden. Alle lehnten entschieden und mit Überzeugung ab, diese Geldsummen für irgendwelche überflüssigen Luxusartikel auszugeben oder Reichtümer anzusammeln.

Hinsichtlich des Honorars geht es im Grunde nur bei einem niedergelassenen Heilpraktiker mit eigener Praxis anders zu. Hier gelten normale Kassensätze beziehungsweise eine Abrechnung auf der Basis gesetzlich zulässiger Privatbezüge. Doch auch hier darf der minderbemittelte Patient im Regelfall von einer maßvollen Forderung ausgehen, sofern es sich bei dem aufgesuchten Heilpraktiker zugleich um einen Geistheiler handelt.

Auch in England, wo seit Beginn der sechziger Jahre das Wirken der Geistheiler gesetzlich anerkannt ist, wird auf Spenden- oder Almosenbasis gearbeitet. Der ehrenhafte Entschluß, Gottes Kraft und Liebe nicht zu vermarkten, gilt allen Geistheilern in der ganzen Welt als oberste und heiligste Voraussetzung ihres Wirkens. So ist es sehr gut zu verstehen, daß Geistheiler im allgemeinen nichts oder nur wenig von Institutionen halten, welche sozusagen auf Leutefang ausgehen. Unseriös und Geldforderung werden immer gleichgesetzt.

Mit Mißtrauen sollte man daher auch als Patient auf breit angelegte Werbemittel oder Kaufangebote reagieren. Bedenken Sie, jedes Blatt Papier, jeder Prospekt, jeder Kaufgegenstand muß zunächst einmal von dem vorfinanziert werden, der sie Ihnen anbietet. Das Geld hierzu will aber verdient sein. Je größer und augenfälliger eine Werbekampagne aufgezogen wird, je mehr Geld hineingesteckt worden ist, desto deutlicher ist auch die Gefahr, einem Scharlatan aufzusitzen. Vergessen Sie nicht, wie oft die sehnsüchtig auf ein Wunder hoffende

Menschheit bereits irregelenkt wurde. Christliche Wundersekten erwuchsen zuhauf aus dem Nichts. Nur zu oft wurden sie dem Begeisterungsfähigen zum Verderben. Und auch diese boten sich scheinbar selbstlos dem unbefangenen Blick dar. Der „Pferdefuß“ tritt immer erst nachher auf. Entwickeln Sie Mißtrauen gegenüber allem und jedem, der mit Macht Ihre Aufmerksamkeit zu fesseln versucht oder sich selbst als allwissend und von Gott bevollmächtigt zu erkennen gibt. Niemand wird seine Ehrenhaftigkeit lauter betonen und betonen müssen als der Betrüger. Und keiner, der wahrhaft von Gottes Gnade erfüllt wird, hat es nötig, sich damit zu brüsten.

13

Der Mensch in den Augen des Geistheilers

Das Bemühen um eine Meinung über jede Art der Geistheilung setzt eine ausführliche Beschäftigung mit deren Grundelementen voraus. Das wichtigste Grundelement ist das Verständnis des menschlichen Körpers.

Wir alle haben eine zumindest hinlängliche Kenntnis über den Menschen im allgemeinen und uns im besonderen. Diese Kenntnis setzt sich aus Erfahrungen und gedanklichen Schlußfolgerungen zusammen.

Jedes Kind begreift seinen Körper mit Hand und Hirn, indem es auf gewisse äußerliche Berührungen Antwort von innen erhält, beziehungsweise umgekehrt eine äußerliche Reaktion auf innere Vorgänge folgt. Diese ersten Erfahrungen, wie beispielsweise Schmerz, aber auch Lust oder Blut und Tränen vertiefen und erweitern sich im Laufe der Zeit. Der Heranwachsende begreift sich irgendwann in seiner Zusammensetzung von Knochengerüst und Muskelprotz. Er lernt etwas über Gewebe und Zellaufbau. Kurz, er eignet sich ein Wissen an, welches er zum Teil aus sich selbst heraus erwirbt und zum anderen Teil aus Belehrungen durch andere übernimmt.

Nun ist zwar jedes Lebewesen auf Lernen sozusagen programmiert. Lieber aber belehrt man, als zu lernen. So ist es nicht besonders erstaunlich, daß die Mehrheit der Menschen sich nur bis zu einem gewissen Grad belehren lassen will, von da an aber ihre eigenen Kenntnisse der Dinge anderen zu vermitteln wünscht.

Die Geschichtsschreibung lehrt uns zahllose Beispiele. Eines davon ist die heute verwunderliche Tatsache, daß die Erforschung des menschlichen Körpers noch zu Zeiten des Universalkünstlers Leonardo da Vinci streng verboten war. Anatomie wurde ganz im geheimen betrieben, wenn überhaupt. Und wer sich dabei ertappen ließ, hatte mit empfindlichen Strafen zu rechnen. Die Wißbegier einiger weniger Leute war dennoch nicht zu stoppen. Die Forschung wurde rechtmäßig anerkannt. Ihre Ergebnisse blieben trotzdem häufig auf der Strecke oder über lange Jahre hinweg mißachtet. Wieviel Zeit mußte zum Beispiel vergehen, wie viele Frauen mußten sterben, ehe die Maßnahmen zur Verhinderung von Kindbettfieber sich allgemein durchsetzen konnten.

Das beste Beispiel gar, wie unglaublich lange Tatsachen bereits das Bewußtsein von Generationen veränderten und immer noch verändern und trotzdem verleugnet oder nicht anerkannt werden, ist fast noch backofenwarm. Hat doch der Papst erst unlängst die Leistung und Forschungsergebnisse eines Galileo Galilei anerkannt, welcher vor grauen Zeiten die Umlaufbahnen unseres Planeten um die Sonne bewies.

Diese Beispiele und viele andere mehr zeigen deutlich, wie es um den Verstand und die Lernbereitschaft des Menschen bestellt ist.

Solange ein Tatbestand in irgendeiner Weise wahrnehmbar ist, erfaßt der Verstand ihn leicht. Schwieriger wird es schon mit verworreneren Zusammenhängen. Unser Vorwissen stimmt uns kritisch, verlangt Beweise. Beweis aber ist nur, was in einer bestimmten Gesetzmäßigeit und allgemein wiederholbar ist.

Ein geübter Verstand funktioniert zuverlässig wie ein gutgeschmierter Motor. Selbst die tollste Gedankenakrobatik ist für ihn durchsichtig.

Genau hier aber liegt die Gefahr der Bildung und die Gefährdung des Gebildeten; die Gefahr nämlich, den eigenen Verstand zu überschätzen. Unbelehrbarkeit und Vorurteile sind die Folgen.

„Ich weiß, daß ich nichts weiß", bekannte vor langer Zeit der Philosoph Sokrates. Ein wahrhaft weises Wort. Es besagt nicht mehr und nicht weniger, als daß ein Mensch nie auslernt. Jeder Augenblick kann Neues bringen. Dumm ist nur, wer sich dagegen versperrt.

Der Einwand, man dürfe schließlich nicht auf jeden faulen Zauber hereinfallen, sondern müsse seinen Verstand gebrauchen, besteht selbstverständlich zu Recht. Aber bezeugen uns Geschichte und Gegenwart nicht stets neu, daß es immer wieder Augen gibt, welche weiter sehen? Daß die breite Masse mitsamt ihren vermeintlichen Geistesspitzen blind ist gegenüber Minderheiten, deren Behauptungen sich irgendwann dann doch als zutreffend beweisen?

Geistheiler haben offensichtlich solche Augen, die mehr sehen als andere. Und ihre Behauptungen? Wer weiß, vielleicht liegt der Beweis, der alle Zweifel ausräumt und besiegt, schon zum Greifen nahe. Doch greifen wird ihn nur, wer sehen will und kann.

Bemühen wir uns doch einfach mal, ohne Vorurteile und Ängste mit den Augen der Geistheiler zu sehen.

Nach ihrer Meinung – welche im übrigen von großen Geisteswissenschaften mitgetragen wird – besteht der Mensch nicht nur aus Materie und Seele. Zusätzlich zu seinem sichtbaren, fühlbaren, jedermann bekannten Leib besitzt er in den Augen der Geistheiler eine ganz besondere Hülle.

Wie die Erde eingebettet und umschlossen ist von Atmosphäre und Weltall, so hat jede Pflanze, jedes Tier und im besonderen auch jeder Mensch ein unsichtbares Kraftfeld, das ihn umgibt.

Dieses Kraftfeld wird mit dem Namen „Ätherleib" belegt. Der Ätherleib ist ein feines, hochempfindliches und verletzliches Gegenmuster zu unserem sichtbaren Körper. Wegen seiner zarten, durchscheinenden Struktur wurde der Ätherleib mit dem Beiwort „feinstofflich" ausgestattet. Unser Erden-Körper, den wir alle kennen, hingegen wird als „grobstofflich" bezeichnet.

Innerhalb des Ätherleibes gibt es die vielfältigsten Formen der ätherischen Stofflichkeit. Sie unterscheiden sich in feinsten bis grob zusammengesetzten Strukturen, welche in ihrer Dickschicht stark gegeneinander abgegrenzt sind. Besonders begnadete Menschen vermögen den Ätherleib wahrzunehmen. Er wird von ihnen als zarter, pastellfarbiger Schatten geschildert, welcher einen bis mehrere Zentimeter über die Form des Erdenkörper hinausragt. Da es unter medial begabten Menschen auch Maler gibt, wurde der Ätherleib schon häufig im Bild festgehalten. Obwohl viele der Maler einander gar nicht kannten, stimmen Farbgebung und Grundverständnis der einzelnen Bilder erstaunlich genau überein.

Der Ätherleib ist eng mit dem Erdenkörper verschmolzen. Seine innigste Verbindung geht er mit der grauen Hirnsubstanz und dem gesamten Nervensystem ein.

Bei jeder Veränderung oder Störung des menschlichen Erdenkörpers wirkt der Ätherleib auf die Wiederherstellung des ursprünglichen Zustandes hin. Dieses gelingt ihm mit Hilfe von Energiezentren und deren Verbindungslinien zum Erdenkörper. Als Verbindungslinien werden Drüsen im Erdenkörper angesehen, welche gewisse Wirkstoffe ins Körperinnere abzugeben vermögen. Auch Ganglienstränge, Zellen also, deren Aufgabe darin besteht, Nachrichten innerhalb des Nervensystems zu übermitteln, leiten Energie aus dem Ätherleib weiter.

Die einzelnen Energiefelder des Ätherleibes werden in der asiatischen und fernöstlichen Philosophie mit dem Wort „Chakra" bezeichnet. Der Geistheiler hat diesen Begriff übernommen.

In dem Maße, wie der Mensch lernt, sich seiner Energiefelder, seiner Chakras, zu bedienen, entwickeln sich dieselben weiter. Beim Durchschnittsmenschen gleichen die Chakras kleinen Kreisen von ungefähr fünf Zentimetern Durchmesser, welche in einem stumpfen Licht glimmen. Bei einem geistig hochentwickelten und dieser Chakras bewußten Menschen hingegen werden sie als überaus hell strahlend und lebhaft pulsierend dargestellt.

Oftmals reicht die Kraft des einzelnen Menschen jedoch nicht aus, seine Chakras wirklich zu erkennen und zu beherrschen. In einem Krankheitsfall zeigt sich diese mangelnde Entwicklung besonders deutlich. Im Grunde wäre jeder Mensch imstande, sich mit Hilfe seiner Chakras selbst zu helfen und zu heilen, sagen die Geistheiler. Wer dies aber nicht kann, braucht Hilfe von außen.

Diese Hilfe muß dem Ätherleib von einem anderen Ätherleib her zuteil werden. Ob der helfende Ätherleib beziehungsweise das helfende Kraftfeld, welches jede Materie umfließt, von pflanzlicher, mineralischer oder geistig-menschlicher-übermenschlicher Art ist, entscheidet nicht. Wichtig ist allein das Zusammenwirken der Heilkräfte des eigenen und des helfenden Ätherkörpers.

Es ist eine allgemeingültige naturwissenschaftliche Gesetzmäßigkeit, daß alle Kraftfelder strahlen. Die Energiezentren des Ätherleibes sind nach Auffassung der Geistheiler Kraftfelder in diesem naturwissenschaftlichen Sinne. Die Form ihrer Strahlung ist Geist beziehungsweise reiner Gedanke.

Ein zielgerichteter Gedanke, mit voller Kraft ausgesandt, erreicht den Ätherleib eines Menschen und vermag in diesem zu wirken.

Naturwissenschaftlich beweisbar oder bewiesen ist der Ätherleib und die Erklärung von den Chakras mit ihrer geistigen Strahlenkraft bisher nicht. Ebensowenig wie Gott oder die Aussagen der Bibel beweisbar sind.

Dennoch beruhen alle diese Aussagen auf täglich neuen Erfahrungen von Geistheilern und deren Patienten in aller Welt. Die russische Forschung ist zur Zeit dabei, Messungen am Ätherleib vorzunehmen. Dabei wurde festgestellt, daß von jedem Körper Licht ausgeht. Wenn ein Körperteil entfernt wurde, erkannte man bei diesen Messungen und bildlichen Wiedergaben, daß die Lichtumrisse desselben noch lange nach Entfernen des greifbaren Körperteils meßbar sind. Vielleicht liegt hier eine Erklärung dafür vor, warum beispielsweise Beinamputierte noch lange nach der Operation Schmerzen in ihrem verlorenen Körperteil spüren. Schmerzen, die ja augenscheinlich gar keinen Anlaß mehr haben können und bislang auch als Einbildung abgetan wurden.

Der Geistheiler benötigt kein eigens zu diesem Zweck erfundenes technisches Gerät, um den Ätherleib mit all seinen Ausstrahlungen zu erfassen. Er hat sein eigenes hochsensibles Empfangsgerät immer dabei: seine Hand.

Gestörte, blockierte oder statt nach rechts nach links drehende Chakras teilen diesem Empfangsgerät Hand eindeutig erkennbare Energiewellen mit. Jede dieser Energiewellen verursacht im Gehirn und Ätherleib des Geistheilers einen Sinnenreiz. Gehirn und Ätherleib wiederum ordnen diesen

Sinnenreiz in Sekundenschnelle seine Fehlerquelle beziehungsweise seine Stimmigkeit zu. Der Ätherleib des Geistheilers dient dabei als Muster. Bildlich ausgedrückt bedeutet dies, der Ätherleib des Geistheilers überschattet den Patienten wie eine Schablone. Wo's nicht stimmt, paßt die Schablone nicht.

Seherisch begabte Menschen erkennen erkrankte Organe als dunkle Flecken im Ätherleib eines Patienten. Da die zugehörigen Chakras oder Energiezentren verändert sind, lassen sie kein Licht durchströmen. Licht aber ist die sichtbar gewordene Geistkraft Gottes.

Erst wenn der Geistheiler eine Krankheitsursache erfühlt hat, wird er die liebevolle Kraft seiner Gedanken sowohl an Gott um Hilfe richten als auch seine eigene Seele dem Strom der von Gott ausgehenden Heilenergie ganz zu öffnen versuchen. Die Heilenergie heilt zunächst den Ätherleib. Sie gibt den krankhaft veränderten und nicht mehr harmonisch wirbelnden Chakras neuen Antrieb, so daß diese sich wiederbeleben und sodann aus eigener Kraft den kranken Erdenkörper zu heilen vermögen.

Auslöser von Veränderungen der Chakras werden von Geistheilern grundsätzlich in Mißstimmungen und Disharmonien der Seele gesehen. Das Böse kränkt. Es verdrängt das Licht und ersetzt es durch Finsternis. Nur wer vermag, das Böse abzulegen, darf ins Licht und den heilen Urzustand seiner Seele zurückkehren.

Welches aber sind nun die Chakras eines Ätherleibes?

In der fernöstlichen, hauptsächlich der indischen Philosophie heißt es, der Mensch verfüge über einige zehntausend Energiezentren.

Die Bibel lehrt uns die heiligen Zahlen Sieben und Zwölf. Sie stehen sinnbildlich für die sieben ursprünglichen und die zwölf erweiterten Chakras des Ätherleibes. Die Weisen und Propheten der Antike bezeichneten sie als die zwölf kosmischen Kraftzentren. Der Arzt Paracelsus benannte sie als die zwölf Energiekerne.

Die Bedeutung der Chakras für den menschlichen Körper geriet erst im Zeitalter der Technik in Vergessenheit.

Von unten nach oben gesehen ordnen sich die sieben ursprünglichen Chakras folgendermaßen auf dem menschlichen Ätherleib an:

1. Wurzel-Chakra:
   zugeordnet dem menschlichen Körper im Bereich der Geschlechtsteile und der Keimdrüsen
2. Sakral-Chakra:
   zugeordnet dem Bauch und den Nebennieren
3. Sonnen-Chakra:
   zugeordnet dem Nabel und der Bauchspeicheldrüse
4. Herz-Chakra:
   zugeordnet Herz und Thymusdrüse
5. Hals-Chakra:
   zugeordnet Hals und Schilddrüse
6. Stirn-Chakra:
   zugeordnet Stirn und Zirbeldrüse
7. Kronen-Chakra:
   zugeordnet Scheitel und Hirnanhangdrüse

Jedes dieser sieben Chakras entspricht, wie wir sehen, einem bestimmten Organbereich im irdisch-leiblichen Körper des Menschen. Darüber hinaus sieht der Geistheiler in ihnen einen Kanal für die geistige Kraft göttlicher Liebe, welche von Chakra zu Chakra und von Mensch zu Mensch zu fließen vermag.

Zu den sieben ursprünglichen oder auch klassischen Energiezentren, genannt Chakras oder Geistkanäle, fügen zahlreiche Geistheiler fünf weitere hinzu. Sie sprechen nun von den zwölf Toren der Menschheit, durch welche der göttliche Geist einzutreten vermag. Bei diesen Toren handelt es sich um:

1. Den Glauben als erstes Tor im hinteren Oberkopfbereich. Es entspricht dem Kronen-Chakra.
2. Die Stärke im hinteren Lendenbereich zwischen Hüftknochen und Rippen. In unmittelbarer Nähe befinden sich die

Adrenalindrüsen des Menschen. Wegen ihrer heftigen Reaktion auf starke Gemütsbewegungen wie Wut, Ärger oder allgemeine Erregungszustände und Angst, werden sie auch Kampfdrüsen genannt.

3. Das Urteilsvermögen inmitten der Magengrube, unweit der Bauchspeicheldrüse. Dieses Tor wird als Sitz der persönlichen Erinnerung angesehen und entspricht dem Sonnen-Chakra.
4. Die Liebesfähigkeit in der Herzregion zwischen Brustbein und Thymusdrüse. Sie regelt Funktion und System des Blutkreislaufes, bedeutet gleichzeitig aber auch das Zentrum zwischenmenschlichen Geschehens.
5. Die Macht auf der Rückseite des Halses. Sie ruht in einem Hirnzentrum, welches der Zungenwurzel zugeordnet ist, und berührt gleichzeitig die Schilddrüse. Das Hals-Chakra ist das Energiefeld unserer Sprache und beeinflußt unsere Wortwahl.
6. Die Vorstellungskraft zwischen den Augen. Sie sitzt genau gegenüber der Zirbeldrüse, unweit der Augenwurzeln. Hier liegt die Fähigkeit zu übersinnlichen Wahrnehmungen verborgen. Gleichzeitig erwächst von ihr die eigene schöpferische Begabung und das göttlich-geistige Element der Denkfähigkeit.
7. Das Verstehen liegt über beiden Augen, inmitten der Stirn. Offenheit und Toleranz sind hier gespeichert oder doch zumindest die Anlagen dazu.
8. Der Wille liegt nahe über dem Zentrum des Verstehens. Verstehen und freier Wille ergänzen einander, so daß sie auch Zwillingszentren genannt werden.
9. Das Ordnungs-Chakra befindet sich unterhalb des Magens am Nabel. Hier sammeln sich Eindrücke wie Verwirrung und Disharmonie in Gefühlsdingen und alltäglichen Lebensbereichen. Innere Unordnung bedrängen Bauchbereich, Magen und Darm.
10. Mut und Begeisterungsfähigkeit sitzen am Ansatz der Wirbelsäule, direkt an der Hirnbasis und im Nacken. Wegen

seiner regen Betätigung trägt dieses „Tor“ auch die Bezeichnung „Feuerzentrum“.

11. Die Ausscheidung des menschlichen Körpers wird in Verbindung gesetzt zu den Nebennieren sowie dem unteren Ende der Wirbelsäule nahe dem Steißbein. In den Nebennieren wird Adrenalin hergestellt, welches die Zusammensetzung der leiblichen Ausscheidungen überwacht. Neben der rein körperlichen Ausscheidung wird in diesem Chakra jedoch auch die seelische bewahrt. Gemeint sind Fähigkeiten wie Vergessen, Teilen, Freigeben, Verzeihen.

12. Das Chakra des Lebens befindet sich in den Geschlechtsorganen und greift über auf das Nervensystem. Es verwahrt eine ungemein starke Lebensenergie, welche in Heilmeditationen die Kraft hat, höher angeordnete Chakras zu korrigieren beziehungsweise anzuregen.

Eine der Hauptaufgaben des Geistheilers besteht darin, die Chakras zu beleben. Da dies oft nicht leicht ist, namentlich dann, wenn ein Krankheitszustand schon lange andauert, kann eine Heilbehandlung mehrere Sitzungen erfordern. Entscheidend aber ist der Wille des Patienten, gesund zu werden. Nur zu oft hapert es aber gerade an diesem Willen. Wenn ein Mensch sich einer schweren Krankheit bewußt wurde, auch in langen medizinischen Behandlungszeiträumen keine Aussicht auf Heilung zu erwarten ist, tritt meist eine tiefe Enttäuschung ein und der Wunsch, endlich Ruhe zu haben. Ruhe vor Schmerzen, vor weiteren vielleicht aufreibenden medizinischen Anwendungen, ja, Ruhe vor dem Leben mit all seinen Verlockungen und Pflichten.

Wie wir gesehen haben, erwächst die Willenskraft dem achten Chakra und ist dem Chakra des Verstehens zwillingshaft nahe verwandt.

Unter diesem Gesichtspunkt ist es absolut logisch, wenn der Geistheiler in einem ausführlichen Gespräch bestrebt ist, im Kranken Verständnis für seine Krankheit zu wecken. Dieses erste einleitende Gespräch beeinflußt, dem Patienten vielleicht gänzlich unbewußt, bereits das erste seiner krankhaft veränderten und blockierten Chakras. Ist im Gespräch das tiefere Verständnis für äußere und/oder innere Ursachen einer Krankheit erwacht, gesellt sich der Lebensmut des Patienten häufig von selbst neu dazu. Der Wille, gesund zu werden, hat sich entwikkelt. Um diesen Willen und die entsprechenden Chakras zu beleben, muß der Patient nicht unbedingt einen Geistheiler bemühen. Er trägt in sich selbst die sogeannten Selbstheilungskräfte, welche nur den einen Sinn haben, aus ihrer Ordnung geratene Körperzellen zu überwachen und zu lenken.

Daß jeder Mensch in seiner Persönlichkeit einmalig ist, weiß mittlerweile jedes Kind. So liegt es auf der Hand, auch die einzelnen Chakras und mit ihnen die Selbstheilungskräfte als unterschiedlich ausgeprägt anzuerkennen. Wo sie bei einem stark sind, zeigt der andere Schwächen und umgekehrt. Braucht ein Mensch keine Hilfe, weil er aus eigener Kraft und freien Stükken imstande ist, mit seinem Kummer fertig zu werden, schafft ein anderer es nur mit Hilfe seines Mitmenschen.

Das intensive Bemühen einer großen Anzahl von Geistheilern gilt in Seminaren oder Heilmeditationen diesen Selbstheilungskräften. Unter dem Motto „Was ich für dich tu, kannst du selbst für dich tun", versuchen sie, ihrem Publikum eine Art Leitfaden in die Hand zu geben.

Daß beileibe nicht jeder empfänglich und aufnahmefähig für derartige Anregungen ist, steht außer Frage. Leider täuschen manche Institutionen mit entsprechendem Programm jedoch vor, jedermann *müsse* und *werde* von ihren meist kostspieligen Angeboten profitieren. Wäre dies so leicht und selbstverständlich, wie oft behauptet, müßten wir bald ein kerngesundes Volk werden und weder Bedarf an Schulmedizinern, Apothekern noch irgendwelchen Geistheilern haben. Die Lächerlichkeit dieser Vorstellung ist wohl einem jeden bewußt.

Wenn sich dennoch immer wieder Geistheiler zu Vorträgen und Seminaren bereit finden, erklärt sich dies hauptsächlich aus ihrem Sendbewußtsein. Wie Jesus es vorlebte, dienen sie Gott und der Menschheit, damit Gottes Wunder nicht aussterben und der Mensch glauben lerne und heil werde.

Oftmals erfahren wir von spektakulären Heilungen, welche sich während einer gemeinsam mit dem Geistheiler und zahllosen Zuschauern erlebten Meditation ergaben. Diese Heilungen erweisen sich als ebenso aufsehenerregend wie zu Jesu Lebzeiten und werden auch immer noch ebenso schnell wieder vergessen, bezweifelt und verhöhnt. Nur wenige fühlen sich zutiefst berührt und finden Gott inmitten der Wirklichkeit wieder.

Diese wenigen sind es, die zählen. „Viel wenig macht viel", sagt ein altes Sprichwort. Und wie in den meisten Sprichwörtern verbirgt sich hinter dem Witz des Ausspruches eine tiefsinnige Wahrheit.

Solange es Geistheilern gelingt, in Massen- und Gruppentherapien Chakras und Selbstheilungskräfte auch nur jeweils eines Teilnehmers vor aller Augen in Bewegung zu setzen und Heilung zu bewirken, wird die Öffentlichkeit aufhorchen. Und für viele einzelne wird das bestaunte Wunder Beweis für das Unbeweisbare werden. Nicht zuletzt dafür, daß der Mensch, aller medizinischen Unauffindbarkeit zum Trotz, eben doch eine Seele hat.

14

Fallbeispiele erfolgreicher Geistheilung

In den Monaten der Grundlagenforschung, die zu diesem Buch nötig wurde, versuchten wir auf die vielfältigste Weise, Kontakte zu aussagefreudigen Geistheilern zu knüpfen. Dies erwies sich als weit schwieriger als ursprünglich angenommen. Fernsehsendungen und der Boom in Illustrierten hatten zahlreiche Geistheiler verschreckt. Oft standen wir vor verschlossenen Türen oder bekamen schroffe Aussagen, wenn wir um ein Interview baten. Frau Rotraut von Carnap, die Begründerin der „Gemeinschaft für geistige Entfaltung" und selbst erfolgreiche Geistheilerin, ging schon gar nicht mehr ans Telefon. Sie hatte mit einer Illustrierten schlechte Erfahrungen gemacht und lehnte es ab, überhaupt jemanden zu empfangen oder zu sprechen. Allenfalls schriftlich war an sie heranzukommen. Und das auch nur, wenn man eine lange Wartezeit hinzunehmen bereit war. Ehe wir schließlich Antwort erhielten, mußten wir mehrmals schreiben. Das Mißtrauen war nicht so leicht zu überwinden.

Wir tasteten uns von einem Namen zum anderen vor. Hier kam ein Tip hinzu, dort eine Empfehlung. Selbst vor Inseraten in führenden Zeitschriften für Geistheiler und alle spiritistisch Interessierten schreckten wir nicht zurück. Am Ende kamen über sechzig Interviews zusammen, deren Aussagen die Grundlage zu den Ergebnissen dieses Buches wurden.

Bei einigen Geistheilern hatten wir die Möglichkeit, in Krankenkarteien zu stöbern. Ausdrückliche Bedingung, überhaupt Fragen zu beantwortet und Fallbeispiele preiszugeben, war fast ausnahmslos das Verbot, Namen zu veröffentlichen.

Der wahre Geistheiler lehnt es ab, Interviews zu geben. Er ist nicht an Ruhm und öffentlicher Aufmerksamkeit interessiert.

Da er in dem Bewußtsein lebt, daß nichts Zufall ist, erwartet er seine Patienten mit großer Geduld. Jeder Kommende ist ein Gesandter. Wer ausbleibt, muß ausbleiben.

Wenn wir trotzdem so zahlreiche Aussagewillige fanden, mag dies zu erklären sein durch die Einsicht des einzelnen, daß es an der Zeit sei, das Bewußtsein der Menschen zu verändern. Für den Geistheiler ist kürzlich das sogenannte Wassermann-Zeitalter angebrochen, in dessen Verlauf die Menschheit zu einem gesteigerten Bewußtsein heranreift und Zusammenhänge erkennen lernt, die bis jetzt im Dunkel liegen. Die Geistheilung ist einer dieser Zusammenhänge. Und wer besser als der Geistheiler selbst könnte imstande sein, sich und sein Tun zu deuten? Ohne Deutung aber wird niemand verstehen, der nicht selbst eine tiefe Beziehung zu diesen übersinnlichen Dingen des Lebens hat.

Es ist für uns keine Frage, daß alle Namen und Daten, die wir im Vertrauen erfuhren, auch vertraulich zu behandeln sind. Wer sich aber von dem einen oder anderen Fallbeispiel angesprochen fühlt, darf sich jederzeit an eine der Dachorganisationen des Geistheilerwesens wenden, welche im Anhang dieses Buches genannt werden. Im übrigen dürfen wir versichern, daß alle angeführten Beispiele auf Begebenheiten beruhen, wie sie uns von Geistheilern glaubhaft geschildert wurden. Andere kamen uns in Briefform zur Kenntnis. Diese Briefe wurden von uns nur unmaßgeblich gekürzt, meist sogar in ihrem Originalwortlaut wiedergegeben.

Ausschließlich die im Vorspann angeführten Namen und Anschriften der Geistheiler, die uns während der Vorbereitungszeit und Entstehung dieses Buches ganz besonders mit Rat und Tat zur Seite standen, wurden unverändert veröffentlicht. Dies geschieht jedoch mit deren ausdrücklicher, schriftlicher Erlaubnis.

Alle anderen Namen der Patienten und Geistheiler, welche sich teils auf entsprechende Inserate meldeten oder über Dritte zu uns gelangten, wurden gekürzt oder verändert. Die folgenden Briefe und Interviews, wie auch die Auszüge aus Geistheilerpraxen, sind nur eine geringe Auswahl aus dem uns tatsächlich vorliegenden Material. Wir haben uns jedoch bemüht,

Ihnen ein möglichst breites Bild anzubieten, um Sie zum Nachdenken anzuregen.

Wir waren nicht in der Lage, Nachforschungen irgendwelcher Art zum Wahrheitsgehalt der einzelnen Aussagen anzustellen. Wie Sie wissen, sind Ärzte an ihre Schweigepflicht gebunden.

Die Prüfung einer Aussage beispielsweise im Familien- und Freundeskreis eines durch Geistheilung genesenen Patienten schien uns für beide Seiten als unzumutbar. Darüber hinaus auch gesetzlich verdächtig, wenn nicht sogar verboten. Daher haben wir völlig wertfrei die einzelnen Erklärungen aufgegriffen und Ihnen hier wiedergegeben. Wo es uns möglich war, haben wir Berichte und Briefe mit den Ergebnissen von Geistheilern verglichen, so daß wir davon ausgehen können, keine Unwahrheiten an die Öffentlichkeit zu bringen.

1. Briefe

Liebe Frau Dr. Jäckel!

Seit meiner frühen Kindheit litt ich an migräneartigen Kopfschmerzen. Diese waren einmal heftig, einmal weniger stark. Völlig schmerzfrei blieb ich leider nie.

Als Kind wurde ich wegen dieser Schmerzen oft ohnmächtig. Daher durfte ich keinen Sport betreiben. Das ist für ein Kind schwer. Denn Sport ist ja auch Rollschuhlaufen, Tennisspielen, Reiten oder einfache Laufspiele wie Fangen und Versteck.

Bald schon ertrug ich meine Schmerzen ohne die vom Arzt verordnete Medizin gar nicht mehr. Dies ging so weit, daß ich während der letzten Schuljahre und ersten Jahre in der Berufsausbildung die mehrfache Tablettenmenge einnahm als verordnet. Immer öfter kam ich mir vor, als schliefe ich dauernd irgendwie. Die Kopfschmerzen waren mir dann nicht so bewußt.

Mein Arzt hatte keine Bedenken gegen meine Tabletten, weil er immer wieder die Sorte wechselte und etwas Neues an mir ausprobierte.

Mein Freund konnte schließlich meine Schmerzen und alles nicht mehr ertragen. Er hatte von einer Geistheilerin bei Heidelberg gehört. Ich selbst glaubte nicht an so etwas. Aber weil mein Freund mich bat und weil ich ja auch einsah, daß es so mit mir nicht weitergehen könnte, war ich einverstanden.

Wir kamen dann zu einem telefonisch vorbestellten Termin zu der Geistheilerin. Irgendwie hatte ich sie mir wie eine alte Zigeunerin mit Kopftuch und Wahrsagerkugel vorgestellt. Aber in Wirklichkeit war sie eine ganz moderne Frau. Nicht mehr richtig jung, aber sehr frisch, gepflegt und unheimlich nett. Ihre Augen hatten so etwas Mütterliches.

Ich verlor alle Scheu vor ihr und vertiefte mich bereitwillig in das von ihr begonnene Gespräch. Fast von selbst kamen wir dann auf meine Krankheit zu sprechen.

Nach einiger Zeit bat mich die Geistheilerin, auf einem Schemelchen Platz zu nehmen. Sie selbst setzte sich im Schneidersitz neben mich. Da sie als Yogalehrerin arbeitet, sei dieser Sitz für sie ganz natürlich, sagte sie. Dann führte sie ihre rechte Hand in einigem Abstand an meinem Körper entlang.

Ich habe vergessen zu erzählen, daß es an meinem Oberkopf eine bestimmte, sehr druckempfindliche und leicht eingedrückte Stelle gibt, von der ich aber nichts verraten hatte.

Zu meiner größten Verwunderung legte die Geistheilerin genau da ihre Hand auf. Sie begann sehr leise zu beten, so daß ich nur ihr Murmeln hörte, aber nichts verstand. Plötzlich fühlte ich, wie es in meinem Kopf zu dröhnen anfing. Eine ungeheure Hitze strahlte von der Hand in meinen Kopf hinein. Mein Herzschlag fing zu rasen an. Ich dachte, jetzt fällst du gleich wieder um, da gab es in meinem Kopf einen scharfen Knall. Ich erschrak und dachte, jemand hätte ganz nahe eine Zündplättchenpistole abgeschossen. Aber da war keiner.

Die Geistheilerin nahm ihre Hand fort und lächelte mich an. „Wie fühlen Sie sich?“ fragte sie.

Ich mußte erst mal überlegen und fand keine richtigen Worte. Ich kam mir vor, als hätte mich jemand aus dem Schlaf gerissen. In meinem Kopf war es ganz komisch. Sonst hatte ich immer ein merkwürdiges Druckgefühl darin gehabt. Manchmal war es von einem fast unhörbaren, dauernden Pfeifen begleitet. Jetzt war alles anders. Leise und irgendwie leer oder so ähnlich.

Die Geistheilerin riet mir, mich daheim ins Bett zu legen und auszuschlafen. Mein Freund wollte wissen, wieviel wir der Geistheilerin schuldig wären. Aber sie verlangte nichts. Bevor wir gingen, schob mein Freund ihr aber trotzdem einen Geldschein zwischen die Blumen auf dem Tisch. Sie wird das Geld dann später schon gefunden haben.

Zu Hause legte ich mich brav zu Bett. Als ich erwachte, hatte ich keine Kopfschmerzen und fühlte mich wunderbar ruhig. Inzwischen ist über ein Jahr vergangen. Ich nehme keine Tabletten mehr und fühle mich sehr wohl. Manchmal kehren meine Kopfschmerzen wieder, aber nie in der alten Stärke. Und immer haben sie dann auch eine klare Ursache. Wenn ich zu wenig geschlafen habe oder mal wieder eine Fastenkur durchziehe, wenn das Wetter umschlägt oder so. Sobald ich die Bedingungen ändere, vergeht auch das Kopfweh.

Ich bin meiner Geistheilerin sehr dankbar und habe auch meinem Arzt von ihr erzählt. Aber er will mir nichts glauben und sagt, ich bilde mir alles ein. Ich wäre jetzt erwachsen und hätte einen anderen Hormonhaushalt, da wäre Migräne nicht mehr so oft.

Ich hoffe trotzdem, daß meine Geschichte anderen Menschen Mut machen wird, einen Versuch zu wagen. Gern dürfen Sie diesen Brief in ihrem Buch veröffentlichen.

Mit sehr herzlichen Grüßen
Ihre
Lieselore B. aus Grünstadt

Liebe Frau Jäckel!

Ich habe mir Ihren Vorschlag lange überlegt. Dann haben mein Mann und ich beschlossen, daß ich Ihnen schreiben soll. Wenn Sie meinen Namen wirklich geheimhalten, wird hier bei uns im Dorf keiner große Fragen stellen. Das möchten wir nämlich nicht. Sie wissen ja vielleicht, wie das in einem Dorf ist.

Also, ich hatte seit ungefähr fünf Jahren eine Geschwulst unter einem Arm und Bläschen in der Lunge. Mein Arzt konnte nichts mehr machen. Die Medizin schlug nicht an. Die Bäder und Behandlungen nützten auch nichts. Im stillen hatte ich schon mit allem abgeschlossen.

Dann erzählte uns eine gute Bekannte von der Geistheilerin XY in Bad Godesberg. Mein Mann wollte erst nicht. Aber ich wußte, daß meine Großmutter einmal von einer Besprecherin geheilt worden war, und hatte Mut, es einmal auszuprobieren. Mein Mann brachte mich dann hin.

Die Geistheilerin ließ mich zuerst einmal alles erzählen. Zum Glück hatte ich einen Brief von meinem Hausarzt bei mir, in dem alles drin stand. So brauchte ich nicht viel zu sagen.

Die Geistheilerin ließ mich dann auf eine Liege liegen und legte mir ihre Hand auf. Bald schon fühlte ich eine kribblige Wärme in mir. Und nach etwa zehn Minuten hatte ich das Gefühl, als würde es unter meinem Arm furchtbar brennen. Nach einer zweiten Behandlung durch die Geistheilerin war ich vollkommen geheilt. Meine Lunge wurde geröntgt und auch in der Klinik noch einmal untersucht. Die Bläschen waren verschwunden. Der Knoten unter meinem Arm auch.

Seit Monaten bin ich gesund und glaube auch, daß das so bleiben wird.

Es würde mich freuen, wenn noch andere Leute durch mich auf so eine Idee kommen würden. Ich weiß, man traut sich oft nicht so richtig, weil man immer Angst vor den Leuten hat. Aber das größte Glück ist doch die Gesundheit.

Mit besten Grüßen
Ihre
A. J. aus H.

Sehr geehrte Frau Doktor,

gerne bin ich bereit, Ihnen für Ihr Buch Auskunft über meine wunderbare Heilung durch einen Geistheiler zu schreiben.

Ich litt seit vielen Jahren an der sogenannten Bechterewschen Krankheit. In den letzten Jahren wurden meine Schmerzen so heftig, daß ich mehrmals in jeder Nacht aus dem Bett mußte. Allein kam ich aber nicht mehr raus. Meine Schwester, die mir den Haushalt führt, mußte mir immer dabei helfen. Das ist für eine so kleine Frau wie meine Schwester ziemlich schwer. Tabletten halfen mir schon gar nichts mehr. Auch Überdosen nicht.

Die Aussicht, eines Tages völlig bewegungsunfähig und nie mehr schmerzfrei leben zu können, bedrückte mich sehr. Ich wollte auch meine Schwester nicht so belasten. So begab ich mich dann in Behandlung zu einem Geistheiler. Er half mir in zusammen zwölf Sitzungen durch Gebet und Handauflegen, so daß ich bis heute schmerzfrei bin.

Ihr ergebener
Anton W. aus Überlingen

Sehr geehrte Frau Jäckel!

Ihre Frage, ob ich bereit wäre, über meine Behandlung bei der Geistheilerin Frau K. bei St. Wendel zu berichten, beantworte ich mit Ja. Ich habe Frau K. so viel zu verdanken, das glauben Sie nicht. Wer das nicht mitgemacht hat, was ich leiden mußte, versteht das nicht.

Mein Leiden war eine große Gesichts- und Gürtelrose. Die Gürtelrose sprach gut auf Medikamente an. Die Gesichtsrose nicht. Sie war dunkelrot und verunstaltete mich stark. Da sie monatelang nicht besser wurde, stark schmerzte und so häßlich aussah, wurde ich menschenscheu und ging nur noch aus dem Haus, wenn es dunkel war.

Schließlich sagte mein Arzt, er wüßte da eine Geistheilerin, die bei Rose gute Erfolge hätte. Auch da, wo alles andere versagen würde. Mir war schon alles egal, wenn ich nur erlöst würde. Darum fuhr ich dann zu Frau K.

Frau K. ist eine ganz einfache, bescheidene Frau. Schon ihre Mutter war bekannt für ihre ungewöhnlichen Heilfähigkeiten. Als die Mutter dann starb, setzte Frau K., die selbst nicht mehr jung ist, die Arbeit fort. Geld verlangt sie nicht. Aber sie nimmt schon eine kleine Spende an. Die meisten Leute bezahlen ihr zehn Mark oder gar nichts. Dabei hat sie Patienten, die von weit her anreisen, damit sie ihnen hilft.

Als ich kam, wollte Frau K. meinen Namen wissen; woran ich litt, sah ja jeder.

Sie setzte sich dann neben mich und fing zu beten an. Dabei führte sie immer wieder ihre Hand an mein Gesicht, machte das Kreuz und flüsterte vor sich hin. Ich verstand nur manchmal meinen Namen und etwas von „Schmerz".

In meinem Gesicht fing es nämlich plötzlich stark an zu kribbeln und zu brennen. Um die Taille, wo die Gürtelrose war, auch, aber nicht so heftig.

Nach einer Weile sagte Frau K.: „So, jetzt ist es genug."

Das war alles.

Ich fuhr heim. Die Rose schmerzte und juckte nicht mehr. Sonst merkte ich nichts. Aber nach drei Tagen war sie völlig abgeheilt. Mein Arzt freute sich mit mir. Er hat schon viele Patienten zu Frau K. geschickt, wenn er am Ende ist. Fast immer hat sie es dann geschafft. Ich hoffe, Ihnen mit diesem Brief geholfen zu haben.

Mit freundlichen Grüßen
Herbert W. aus St. Wendel

Liebe Frau Jäckel,

unter der Bedingung, daß Sie meinen Namen nicht nennen, bin ich bereit, Ihnen Auskunft zu geben.

Mein Sohn David kam als Zangengeburt zur Welt. Als er zwei Jahre alt war, erblindete er auf einem Auge. Immer faßte er sein Köpfchen an und klagte über Schmerzen. Der Arzt stellte uns die Diagnose, daß David wahrscheinlich auch auf dem anderen Auge erblinden werde, da er unheilbare Schäden im Gehirn hätte.

Wir baten die Geistheilerin Frau Ch. um Hilfe, da wir keine andere Hoffnung mehr hatten.

Frau Ch. gelang es, in einer Heilmeditation im Gehirn unseres David einen dunklen Keil zu entdecken. Sie bemühte sich, diesen Keil geistig zu entfernen. Das Wunder geschah. Unser kleiner David wurde völlig gesund. Er sieht wieder auf beiden Augen und ist genauso kerngesund und munter wie vor seiner Krankheit.

Wenn die Menschen mehr Vertrauen in Gott hätten, könnten viele gesund werden. Das habe ich aus unserer Begegnung mit Frau Ch. gelernt.

Herzlich
Ihre
E. aus N.

Sehr geehrte Frau Dr. Jäckel!

Wenn Sie es ehrlich meinen mit Ihrem Buch und nicht alles verdrehen, was ich schreibe, dürfen Sie meinen Brief gern abdrucken lassen. Man kann nämlich nicht oft genug von der Arbeit der Geistheiler berichten.

Meine Tochter Melanie litt seit ihrem achten Lebensjahr an einer Verkrümmung der Wirbelsäule und bekam mit der Zeit einen gut sichtbaren Buckel. Da dieser nicht nur unschön, sondern auch sehr schmerzhaft war, der Arzt uns aber keine Aussichten machen wollte, fuhren wir zu dem Geistheiler Thomas E. nach B.

Dieser besah sich unsere Tochter aufmerksam und tastete in einigen Zentimeter Entfernung ihren Körper mit beiden Händen ab. Ich wollte wissen, was er da macht, aber er gab mir keine Antwort. Erst später erklärte er mir, daß jeder Mench eine farbige Hülle um sich herum hätte, die ein Geistheiler mit der Hand fühlen kann.

Nachdem er also ihren Körper befühlt hatte, führte er seine Handflächen über ihre Wirbelsäule und bog das Kind dabei hin und her. Sie sagte uns später, dabei hätte es laut in ihr drinnen geknackt.

Zuletzt legte Thomas E. seine rechte Hand auf den Buckel unserer Melanie und versenkte sich einige Zeit ins Gebet. Danach schickte er uns nach Hause.

Es waren noch mehrere Besuche bei Herrn E. nötig. Jedesmal fühlte sich unsere Tochter besser. Ihr Buckel schien zu schrumpfen. Inzwischen hat sich ihre Wirbelsäule deutlich gestreckt. Wir konnten messen, daß Melanie um sieben Zentimeter gewachsen ist.

Ihr Buckel ist nicht ganz verschwunden, aber viel kleiner geworden und schmerzt nicht mehr. Wir sind Herrn E. sehr dankbar und hoffen, daß er noch alles gut machen kann. Anfügen möchte ich noch, daß unser Hausarzt nicht an die Hilfe durch einen Geistheiler glauben will. Er erklärt sich Melanies Wachsen mit ihrem Alter und daß sie einfach Glück gehabt hätte.
Hochachtungsvoll

Ihre
Familie H. aus M.

Geschätzte Frau Jäckel!

Ich bin mit meinen 87 Jahren nicht mehr jung und habe schon große Schwierigkeiten mit dem Schreiben. Trotzdem fühle ich mich verpflichtet, Ihnen von meiner Begegnung mit einem Geistheiler zu berichten. Ich wünsche mir, daß viele Menschen so glücklich werden können, wie ich es vor nunmehr zwanzig Jahren nach über zwölfjähriger schwerer Krankheit geworden bin.

Ich litt damals an starken Durchblutungsstörungen und Atembeschwerden. Da ich mein Leben lang ein starker Raucher war, wußte ich sehr gut, daß es mit mir böse enden könnte. Aber ich schaffte es nicht, mit dem Rauchen aufzuhören.

Eines Tages war es dann soweit. Mein Arzt sagte mir, daß ich ein Raucherbein hätte und nur noch eine Amputation helfen könnte. Das war ein Schock für mich, denn ich hatte mir ein anderes Rentnerleben gewünscht.

Trotzdem ließ ich mich ins Krankenhaus einweisen. Am letzten Tag vor der Einweisung bat mich meine Frau, es doch einmal mit Geistheilung zu versuchen. Damals nannten wir das noch nicht so, sondern sprachen von einem, der Krankheiten wegwünschen oder besprechen kann.

Ich tat ihr den Gefallen und ließ mich von einem Bekannten, der ein Auto hatte, zu dem inzwischen verstorbenen Geistheiler Hermano Michel bringen. Während der Geistheiler mit mir sprach und mir seine Hände auflegte, wurde ich von einer großen Ruhe erfaßt und fühlte eine angenehme Wärme in mir.

Am anderen Tag wurde mein Bein in der Klinik nochmals untersucht. Die große Zehe, die ich bis dahin nicht mehr gespürt hatte und die mit dem gesamten Unterschenkel tiefblau verfärbt war, reagierte plötzlich wieder auf Druck und kribbelte.

Die Ärzte standen vor einem Rätsel. Aber ich wagte nicht, von meinem Besuch bei einem Geistheiler zu sprechen.

Die Amputation wurde verschoben, da man abwarten wollte, ob mein Bein und meine Atmung sich weiter bessern würden. Tatsächlich wurde ich vollkommen geheilt und gleichzeitig auch von meiner Sucht nach der Zigarette befreit.

Bis heute lebe ich gesundheitsbewußt und hoffe, es noch einige schöne Jährchen so zu machen.

Mit herzlichen Grüßen
hochachtungsvoll
Emil B. aus Mannheim
Oberstudienrat a. D.

Liebe Frau Jäckel,

gerne bin ich zu einem Freundschaftsdienst bereit und schildere Ihnen meine Geschichte brieflich, obwohl diese Ihnen mündlich längst bekannt ist.

Wie Sie wissen, arbeite ich seit ungefähr zwanzig Jahren als Mutter in einem Kinderdorf. Ich hatte mich wegen meines Asthmas zu diesem Beruf entschlossen, denn ich liebe Kinder und wollte doch kein eigenes mit diesem Erbleiden zur Welt bringen.

Als ich schon lange Jahre im Beruf stand, verschlimmerte sich meine Krankheit überraschend, so daß ich befürchtete, meinen Beruf aufgeben zu müssen. Ärzte und Medikamente halfen mir nicht nachhaltig; sie linderten nur meine Beschwerden, ohne sie zu heilen.

Schließlich waren immer stärkere Medikamente nötig, die mich zugleich in große Abhängigkeit trieben.

Sie selbst rieten mir dann, einen Geistheiler aufzusuchen, und empfahlen mir die Geistheilerin Frau B. in Bad Godesberg, von der Sie viel Gutes erfahren hatten.

Frau B. legte mir nur ihre Hände auf und erklärte mir, Gottes Kraft und Liebe werde mich heilen, sofern dies in meinem Leben vorgesehen sei.

Ich war voller Zweifel und doch auch voller Hoffnung. Wie es dazu kam, daß ich gesund wurde, weiß ich nicht. Aber es gelang. Die Asthmaanfälle blieben seit dieser Behandlung durch Frau B. völlig aus. Ich wage noch nicht, auf eine dauerhafte Heilung zu hoffen. Aber ich bin dankbar für die gute Zeit und würde immer wieder zu einem Geistheiler gehen.

Mit lieben Grüßen
Ihre Marie-Luise
aus Kaiserslautern

Sehr geehrte Frau Jäckel,

teile Ihnen mit, daß meine Krampfadern durch die Behandlung bei einem Geistheiler verschwunden sind. Herr Erich M. hat mich achtmal durch Handauflegen behandelt.

Else H.
aus Timmendorferstrand

Liebe Frau Jäckel,

ich berichte Ihnen gern von der wunderbaren Heilung durch die Geistheilerin Frau A. (den Namen möchte ich nicht schreiben, weil ich weiß, daß sie nicht genannt werden will), die unsere Enkeltochter Nadine vor dem sogenannten Sekundentod rettete.

Unsere Nadine war gerade acht Wochen alt, da bemerkte unsere Tochter, das Kind atmete schwer und wurde blau unter dem Näschen. Sie rief sofort den Kinderarzt, bat aber auch die Geistheilerin Frau A., die unsere Nadine von Geburt an kannte, um Fernhilfe. Unsere Enkeltochter wurde mit dem Rettungswagen zur Kinderklinik gefahren. Der Arzt machte unserer Tochter wenig Hoffnung, da die Kleine immer stärker röchelte.

Von einem Augenblick zum anderen besserte sich dann der Atem. Das war noch im Notarztwagen. Nachdem unsere Enkelin einige Zeit in der Klinik beobachtet wurde, durfte unsere Tochter das Kind wieder mitnehmen.

Wir sind überzeugt, daß nur die Fernhilfe unserer kleinen Nadine das Leben gerettet hat, und danken der Geistheilerin Frau A. von ganzem Herzen.

Ihre Anna M. aus Bellheim

Sehr geehrte Frau Dr. Jäckel,

wir sind der Geistheilerin Frau U. K. für ihre Hilfe sehr dankbar. Nur wer wie wir ein Kind hat, das unter krankhaften Stoffwechselstörungen leidet und daher zwergwüchsig ist, kann mit uns fühlen.

Als wir von den Fähigkeiten dieser Geistheilerin erfuhren, wagten wir sofort einen Versuch. Jedoch mußten wir eine ziemliche Wartezeit durchstehen, da Frau K. viele Patienten hat.

Seit dreizehn Monaten wird unsere Tochter von Frau K. behandelt. Die Fortschritte körperlicher und geistiger Art, die sich nur langsam, doch deutlich einstellen, überraschen Ärzte und alle Bekannten.

Wir hoffen, daß Frau K. unserer Tochter noch lange weiterhelfen kann und wünschen auch anderen, daß sie ihre Hilfe in Anspruch nehmen würden.

Freundlichst
Elke W. aus Berlin

Liebe Frau Dr. Jäckel,

vor drei Jahren litt ich an einer bösen Augenkrankheit, die mit Netzhautablösungen einhergeht. Mein Auge wurde mit Laserstrahlen geschweißt. Bald jedoch zeigte sich ein neues Loch auf der Netzhaut. Auch dieses wurde geschweißt. Der Arzt erklärte mir, daß ich mit Wiederholungen und neuen Löchern immer rechnen müßte.

Da mein anderes Auge von Geburt an sehschwach ist, hatte ich große Angst, blind zu werden. Darum besuchte ich den Geistheiler St. in Lübeck.

Seit er mich behandelt hat, sind die Rückfälle ausgeblieben. Sogar mein anderes Auge hat sich stark gebessert.

Mit schönen Grüßen
Martina Sch. aus Bad Schwartau

Sehr geehrte Frau Jäckel,

ich bin ein junger Franzose, der in der BRD als Soldat stationiert war. Ein Kamerad erzählte mir von Ihrem Inserat und daß Sie Leute suchen, die schon einmal bei einem Geistheiler waren. Nun, ich war dort. Und ich wurde geheilt.

Meine Krankheit war Schuppenflechte. Sie wissen, was das ist? Es ist nicht ansteckend, nur sehr, sehr lästig und schmerzt auch manchmal. Meine Freundin hatte mich deswegen verlassen. Das stimmte mich sehr unglücklich.

Dann las ich von einem Geistheiler in Darmstadt und entschloß mich, mein Glück zu versuchen.

Der Mann legte mir die Hände auf und betete. Seitdem wurde ich nicht mehr krank und sehe wieder ganz normal aus. Das ist drei Jahre her.

Ramon Jean-Luc D. aus Metz

Sehr geehrter Inserent,

ich teile Ihnen mit, daß mich der Geistheiler Martin G. von Warzen befreit hat, die meinen Hals, mein Gesicht, Hände und Fußsohlen bedeckten.

Manfred A. aus Passau

Sehr geehrter Herr, verehrte Dame,

beantworte Ihr Inserat vom 18. 12. 85.

Ja, ich wurde durch eine Geistheilerin, Frau Madeleine R. aus der Schweiz, geheilt. Ich stotterte stark und war schon kein Mensch mehr. Frau R. half mir in einem Gespräch und mit ihrer Fürbitte. Heute kann ich normal sprechen und übe einen schönen Beruf mit Kindern aus.

Jochen M. aus Bern

Sehr geehrter Inserent,

es ist mir ein Bedürfnis, Ihnen zu schreiben, denn daß ich wieder schreiben kann, verdanke ich nur der Geistheilerin Frau Sch. aus Berlin.

Sie heilte mich von den Folgen eines schweren Autounfalls, obwohl mir keiner mehr eine Chance geben wollte. Dafür danke ich ihr.

Franz St. aus Berlin

Sehr geehrter Herr!

Ich habe ihr Inserat vom 18. 12. 85 gelesen und möchte mich melden. Ich wurde vor vier Jahren von einem Geistheiler in Baden-Baden geheilt. Den Namen nenne ich nicht, damit er keine Schwierigkeiten mit der Behörde bekommt.

Ich war damals kurz vor dem Zusammenbruch. Ein paar Selbstmordversuche lagen hinter mir. Als ich zu meinem Geistheiler gebracht wurde, faßte ich aber gleich Zutrauen zu ihm. Er sagte, mit Gottes Hilfe und meinem Willen würde alles gut. Ich verstehe nicht mehr, warum ich früher nichts von diesen Sachen wissen wollte.

Ernst K. aus Bamberg

Sehr geehrter Herr oder Frau!

Ihr Inserat hat mich etwas gewundert. Trotzdem antworte ich jetzt, weil mir diese Sache am Herzen liegt. Ja, ich wurde von einem Geistheiler bei uns in der Nähe behandelt. Aber geheilt wurde ich nicht. Wenn es besser war, kam immer bald danach ein Rückfall oder etwas anderes. Ich war jedesmal total enttäuscht. Aber der Geistheiler sagt, es wäre etwas in mir dagegen, daß ich gesund werde. Ich verstehe das nicht. Aber nun will er mich auf ein Seminar mitnehmen, wo andere Geistheiler kommen. Von denen kann vielleicht einer mehr herausfinden.

Veröffentlichen Sie bitte nicht meinen richtigen Namen. Wenn die in meinem Kegelclub erfahren, daß ich zu einem Geistheiler gehe, nimmt mich jeder hoch.
Hochachtungsvoll

Walter R. aus Marburg

Guten Tag!

Also, Ihr Inserat vom November 85 fand ich wirklich gut. Da melden sich bestimmt viele. Meine Freundin Britta-Maria S. und ich haben uns gedacht, wir schreiben auch. Wir fänden es gut, wenn Sie uns antworten würden oder so.

Also, wie Sie sich ja schon denken können, waren meine Freundin und ich vor einiger Zeit bei einem Geistheiler. Weil der Mann ganz nahe bei uns wohnt, sind wir einfach mal hin. Wir wollten nämlich schon lange wissen, was an dem Gerede dran ist.

Krank waren wir aber nicht. Als wir dann bei dem Geistheiler saßen, guckte er meine Freundin bloß an und tastete mit seiner Hand über ihren Rücken. Dann wollte er wissen, ob sie oft Schmerzen in der Seite hätte. Sie sagte, nein, hätte sie nicht, höchstens ganz selten. Aber der Geistheiler meinte, sie sollte trotzdem mal zum Arzt gehen, sich röntgen lassen. Sie hätte was mit der rechten Niere. Meine Freundin war ganz schön erstaunt. Daß ich eigentlich auch untersucht werden wollte, sagten wir gar nicht. Wir hatten es nämlich eilig, nach Hause zu kommen.

Wir diskutierten die Geschichte dann in unserer Klasse, ohne uns zu verraten. Als die anderen meinten, das Mädchen X sollte zum Arzt gehen, holte sich meine Freundin einen Termin. Der Arzt stellte dann fest, daß sie wirklich etwas mit der Niere hatte. Meine Freundin hatte nur nie etwas davon gemerkt, weil die Niere immer schon kleiner war als die andere.

Meine Freundin und ich werden jetzt in der Klasse oft verspottet, denn natürlich ist der Trick irgendwann rausgekommen. Aber das ist uns egal. Ich glaube, einer kann sowieso erst mitreden, wenn er selbst mal bei einem Geistheiler war. Waren Sie schon mal da?

Sabine H. und Britta-Maria S. aus Berlin

Antwort der Autorin: Ja

Sehr geehrte Damen und Herren!

Mein Geistheiler, Herr Hubert B., hat mich gefragt, ob ich in einem Buch von meinem Fall berichten würde. Da ich annehme, daß mein Name verändert wird, bin ich einverstanden.

Ich leide an MS (Multiple Sklerose). Das ist eine schwere Erkrankung der Nervenhaut und führt meist zu Behinderungen. Bis heute ist diese Krankheit schulmedizinisch unheilbar. Ich bin bereits seit acht Jahren krank und seit einem Jahr fast ununterbrochen an einen Rollstuhl gebunden. Da ich vier Kinder im Alter zwischen vierzehn und sechs Jahren habe, ist meine Behinderung besonders schwer zu verkraften. Aber kein Arzt wollte mir Hoffnungen machen. Irgendwann würde es sicher ein Medikament geben, sagten sie. Aber wann ist das, irgendwann?

Durch eine befreundete Familie kam ich dann zu Hubert B. Er machte mir eine Kontaktbehandlung, bei der ich das starke Gefühl hatte, daß in meinem Kopf plötzlich Strom wäre. Schon tags darauf konnte ich eine Stunde in unserer Wohnung herumgehen. Bis dahin war ich immer schon nach wenigen Minuten völlig erschöpft gewesen.

Als ich Hubert B. aufgeregt anrief, um ihm von diesem Wunder zu erzählen, bot er mir Fernbehandlungen an. Diese nahm ich gern an.

Seitdem sind fünf Monate vergangen. Täglich nehmen meine Kräfte zu. Die Ärzte haben festgestellt, daß sich die typischen Krankheitsmerkmale im Stammhirn verringern. Ob ich ganz gesund werde, weiß ich nicht. Auch nicht, ob sich alles einmal wieder verschlimmert. Aber ich habe Hoffnung und bin froh über jeden Tag, an dem ich wieder normal leben darf.

Ich bin weiter bei meinem Arzt in Behandlung, nehme auch die verordnete Medizin. Aber Hubert B. bleibt mein Geistheiler. Seinen Namen und Wohnort möchte ich verschweigen, da ich nicht weiß, wie das Gesetz für Geistheiler ohne gesetzliche Arbeitserlaubnis gilt.

Mit besten Grüßen
Irma L. aus Crailsheim

2. Interviews

Interview der Autorin mit der fünfzehnjährigen Renate V. aus Karlsruhe. Im folgenden wird die Autorin durch den Großbuchstaben „A“ gekennzeichnet.

A: Deine Tante erzählte mir, du habest dich von einer Geistheilerin in Baden-Baden behandeln lassen. Stimmt das?

Renate: Ja, genau. Vor einem halben Jahr.

A: Aus welchem Grund warst du dort?

Renate: Ich hatte dauernd Depressionen und wollte nicht mehr leben.

A: Kamst du allein auf den Gedanken, eine Geistheilerin zu besuchen?

Renate: Nein, meine Tante. Ich habe ein echt gutes Verhältnis zu ihr.

A: Berichte uns doch bitte genau, was passierte.

Renate: Na ja, mein Freund, der Rolli, der hatte mit mir Schluß gemacht, weil ich dauernd bloß noch durchhing. Ich war total genervt. Da hab ich dann die Tabletten genommen und meine Tante angerufen, daß ich jetzt sterbe. Die wohnt ziemlich weit weg, so daß ich sicher war, daß sie nichts machen kann. Aber sie hat die Polizei geschickt, damit die die Tür aufbrechen und mich rausholen.

A: Wo waren denn deine Eltern zu der Zeit?

Renate: Im Urlaub. Ich war schon öfter mal eine Woche allein oder so. Das macht mir nichts aus.

A: Kamst du nach deinem Selbstmordversuch ins Krankenhaus?

Renate: Ja, aber nicht für lange. Meine Tante holte mich ab.

A: Und danach nahmt ihr Kontakt zu der Geistheilerin auf?

Renate: Genau. Meine Tante redete mir so lange zu, bis sie mich richtig weich hatte.

A: Seid ihr gleich gefahren?

Renate: Gar nicht. Ich hab' die Frau nie gesehen.

A: Woher weißt du dann, daß sie dich geheilt hat?

Renate: Weil ich ihre Gedanken, oder was das ist, spüre. Immer so gegen halb neun abends kribbelt es in meinem

Kopf. Das ist das Zeichen, sagt die Geistheilerin, daß was passiert.

A: Heißt das, ihr habt die Geistheilerin um Fernheilung gebeten?

Renate: Ja, erst nur am Telefon. Später haben wir ihr ein Foto von mir geschickt.

A: Woran erkennst du, daß die Geistheilerin etwas für dich tut?

Renate: Irgendwie halt. Ich hatte oft das Gefühl, als würde ich alte Sachen auf einmal anders sehen. So mit Blumen oder wenn unsere Katze mit ihrem Ball spielt. Ach, ich kann das nicht so sagen. Da gehört so viel dazu.

A: Würdest du anderen empfehlen, zu einem Geistheiler zu gehen?

Renate: Schon. Aber sie sollten doch jemand haben, mit dem sie dann über alles reden können.

A: Vielen Dank.

Interview mit Hans-Joachim B. aus Böblingen

A: Sie haben mir geschrieben, daß Sie sich gern einmal mit mir über Geistheilung unterhalten würden?

Hans-Joachim: Richtig! Ich hatte Ihre Anzeige gelesen und wollte Sie gern kennenlernen.

A: Waren Sie denn schon einmal Patient eines Geistheilers?

Hans-Joachim: Einmal? Xmal!

A: Wurden Sie geheilt?

Hans-Joachim: Nie! Ich merke überhaupt nichts.

A: Warum gehen Sie denn dann immer wieder hin?

Hans-Joachim: Ich frage mich, wenn so viele Leute sagen, ihnen hätte das geholfen, dann muß doch etwas an der Sache dran sein, oder nicht? Die können doch unmöglich alle lügen oder einer vom anderen alles nachgekaut haben. Und irgendwann müßte es theoretisch dann doch auch bei mir mal zuschlagen. Ich bin einfach neugierig, das ist es.

A: Gehen Sie denn hin, ohne krank zu sein?

Hans-Joachim: Nein, wenn ich gehe, fehlt mir schon was. Erkältungen oder Magenschmerzen oder mal ein verzerrter Knöchel.

A: Hatten Sie noch nie den Eindruck einer Heilwirkung?

Hans-Joachim: Einmal hatte ich für einen kurzen Moment das Gefühl, mir würde jetzt gleich der Kopf platzen. Das war bei meiner vorletzten Sitzung bei der Geistheilerin Frau K. in St. Wendel. Ich weiß aber nicht, ob ich mir das dort bloß eingebildet habe. Manchmal wünscht man sich ja wohl eine Reaktion und macht sich dann selbst etwas vor.

A: Wollen Sie es bei Frau K. nochmals versuchen?

Hans-Joachim: Bei der nächsten Gelegenheit bestimmt. Die Sache ist schon fast so eine Art Hobby für mich geworden, wissen Sie. Ich habe sogar schon jede Menge Material darüber gesammelt. Irgendwann gebe ich mal eine Statistik heraus. Aber das dauert noch.

A: Wollen Sie uns nicht vorab verraten, zu welchen Ergebnissen Sie in dieser Statistik bisher kamen?

Hans-Joachim: Wenn alles stimmt, was die Leute mir erzählen, heilen die Geistheiler mindestens 60 Prozent aller Fälle. Aber nageln Sie mich nicht fest. Ich kann noch nichts Konkretes beweisen.

A: Vielen Dank für Ihre Aussage.

Interview mit Heinrich W. aus Hamburg:

A: Ich freue mich über Ihre Bereitschaft, uns Ihre Geschichte zu erzählen.

Heinrich: Es ist ja kein Geheimnis, obwohl es für mich ein echtes Wunder ist.

A: Am besten fangen Sie ganz zwanglos mir ihrem Bericht an. Ich unterbreche Sie dann schon, wenn etwas unklar geblieben ist.

Heinrich: Ich war immer beruflich stark engagiert. Alles sollte zweihundertprozentig sein. Wenn Kollegen oder ein Vorgesetzter mal an mir rumkritisierten, war ich jedesmal ganz unten. Irgendwann fingen dann meine Magenschmerzen an. Zuerst nur Magenschleimhautentzündungen, dann Geschwüre. Alles so, wie man sich den Idealfall so einer Krankheit vorstellt. Schließlich wurde ich operiert. Der halbe Magen weg. Möglichst auf Sparflamme leben, sagte der Arzt. Ging aber nicht.

A: Heißt das, Sie arbeiteten weiter wie zuvor, nahmen sich alles zu Herzen wie immer?

Heinrich: Stimmt auffallend. Ich hatte zwar dazugelernt, weiß auch, was besser gemacht werden sollte. Aber im Beruf kann man nicht immer, wie man wollte.

A: Und der Geistheiler?

Heinrich: Kommt noch. Zuerst ging ich mal zu einem Kurs für Meditation und autogenes Training. Damit wurde ich wenigstens manchmal etwas ruhiger. Aber der Magen machte mir trotzdem bald wieder zu schaffen. Inzwischen hatte ich höllische Angst vor einer neuen Operation. Darum fragte ich meine Meditationslehrerin, ob sie nicht jemanden wüßte, der sich viel mit alternativer Medizin beschäftigt. Geglaubt habe ich den ganzen Quatsch ja nicht, aber versuchen wollte ich es trotzdem. Unters Messer, dachte ich, könnte ich dann ja immer noch.

A: Wußte Ihre Meditationslehrerin etwas?

Heinrich: Sie kannte einen Heilpraktiker, der auch als Geistheiler arbeitet und Fernheilung macht. Den rief ich dann an und schilderte ihm meinen Fall.

A: Mit welchem Ergebnis?

Heinrich: Sie halten einen ganz schön auf Trab, wie? Okay! Ich vereinbarte mit ihm Fernheilung und schickte ihm den ganzen Pipapo, den er wollte.

A: Was war das?

Heinrich: Ein Foto, möglichst neu, Arztbericht, einen Brief von Hand.

A: Stellten Sie sich dann zu bestimmten Uhrzeiten aufeinander ein?

Heinrich: Immer gegen 22 Uhr legte ich mich zur Meditation hin. Da durfte keiner stören. Mein Geistheiler schaltete sich dazu oder so ungefähr, denn meistens fühlte ich schon wenig später, wie es in meinem Bauch heiß wurde und zu brennen anfing.

A: Klappte der Kontakt jedesmal?

Heinrich: In der ersten Wochen so gut wie gar nicht. Aber als es einmal funktioniert hatte, blieb es dabei.

A: Ist Ihre Heilung von Ihrem Arzt bestätigt worden?

Heinrich: Ja. Er steht vor einem Rätsel. Natürlich ist der weggeschnittene halbe Magen nicht wieder dran. Aber die Geschwüre, die sich neu gebildet hatten, alles weg.

A: Haben Sie Ihrem Arzt von Ihrer Fernbehandlung erzählt?

Heinrich: Nein. Ich habe die Befürchtung, daß er sonst jede Verantwortung ablehnen würde, wenn sich mein Zustand verschlechtern sollte.

A: Glauben Sie nicht an eine Heilung aus Ihrer eigenen Kraft heraus?

Heinrich: Nein, ausgeschlossen ...! Für mich ist das ein Wunder.

A: Sind Sie sehr religiös?

Heinrich: Nein, eher Freidenker. Aber vielleicht muß ich da doch umlernen.

A: Nennen Sie uns den Namen Ihres Geistheilers?

Heinrich: Nein. Das wäre ihm sicher nicht recht. Er behandelt nur Leute, die ihm von oben geschickt werden. Nichts auf Reklame und so.

A: Wir danken Ihnen für dieses interessante Gespräch und wünschen Ihnen weiter alles Gute.

Heinrich: Danke gleichfalls. Und wenn Ihr Buch fertig ist, hätte ich gern eins.

Im folgenden wird der Briefwechsel zwischen dem Geistheiler Raimund N. und der Frau eines seiner Patienten wiedergegeben. Die Namen des Patienten und seiner Frau wurden verändert, da beide nicht öffentlich genannt werden wollen.

Sehr geehrter Herr ...

Sie suchen Rat bei Querschnittslähmung.

Ich habe Ihren Fall bei der Befragung durch ein Medium vorgetragen und dabei die Mitteilung bekommen, daß Ihnen geholfen werden kann. Da ich mich sehr intensiv mit Außenseitermethoden zur Ergründung und Heilung von Krankheiten beschäftige, war Ihre Anzeige für mich Anlaß, das Medium zu befragen.

Zur Beseitigung Ihrer Behinderung wäre 1. Geistheilung, 2. Unterricht in Selbstheilung erforderlich.

Zu diesem Zweck müßte ich persönlichen Kontakt mit Ihnen aufnehmen.

Mit freundlichen Grüßen
Raimund N. aus Cremlingen

Sehr geehrter Herr N.,

recht herzlichen Dank für Ihren Brief. Ich bin Ihnen sehr dankbar, daß Sie ein Medium befragt haben.

Mein Mann Alfred, geboren am 13. 3. 1931, ist am 24. 11. 84 vom Dach gestürzt. Er wurde in Erlangen operiert und ist nun in Bayreuth, Hohe Warte-Krankenhaus für Querschnittsgelähmte. Die Ärzte sprechen von einer kompletten Querschnittslähmung. Er muß voraussichtlich noch drei Monate in Bayreuth bleiben. Und ich würde gern weiterhin mit Ihnen in Kontakt bleiben.

Nun habe ich noch eine Frage an Sie, sehr geehrter Herr N. Da Sie Geistheilungen machen, können Sie auch Fernheilungen? Wenn Sie mir schreiben würden, würde ich mich sehr freuen.

Nochmals vielen herzlichen Dank.

Mit freundlichen Grüßen
Irmgard aus Fürth

Sehr geehrte Frau Irmgard,

recht herzlichen Dank für Ihren Brief.

Sie fragen nach der Fernheilung für Ihren Mann. Ich nehme ihn gern in die Fernheilung mit, benötige aber die genaue Zimmernummer des Zimmers, in dem er liegt.

Mein Medium sagte mir, daß ich vorerst Fernheilung anwenden soll. Sobald Ihr Mann aus dem Krankenhaus kommt, soll die Geistheilung erfolgen. Ihr Angebot, bei Ihnen zu wohnen und zu essen, nehme ich für die Zeit der Kontaktheilung gern an, da Sie mir sonst die Unkosten ersetzen müßten, welche mir durch Fahrtkosten und Unterkunft nebst Verpflegung entstehen würden.

Mit freundlichen Grüßen
Raimund N.

Sehr geehrter Herr N.,

Sie haben uns wieder Mut gemacht. Ich nenne Ihnen die Zimmernummer von meinem Mann. Es ist die Nummer ... Er liegt am Fenster.

Von 8 Uhr bis 17 Uhr ist er oft nicht im Zimmer. Er muß schwimmen und bekommt einige Male am Tag Massagen. Das rechte Bein, den Fuß, kann er schon etwas bewegen, auch die Zehen. Das linke ist ganz ohne Kraft. Da kann er nichts bewegen.

Ab 17 Uhr liegt mein Mann dann im Bett.

Ich lege einstweilen für die Fernheilung im Brief DM 20,– bei. Und danke Ihnen recht herzlich für Ihre Hilfe.

Mit freundlichen Grüßen
Irmgard

Nachsatz: Brauchen Sie ein Bild von meinem Mann?

Sehr geehrter Herr N.,

recht vielen Dank für Ihren Brief und Ihre Hilfe. Meinem Mann geht es schon viel besser. Mit Schienen und die Beine fest umwickelt, läuft er schon fünfzehn Schritte und hält sich dabei an Stangen fest. Das ist schon ein echtes Wunder.

Vielen herzlichen Dank Ihnen und Ihrem Medium.

Mit freundlichen Grüßen
Irmgard

Sehr geehrter Herr N.,

vielen herzlichen Dank für Ihren lieben Brief und Ihre Hilfe. Ich habe mich gleich an meinen Schutzengel Josef und an den geistigen Führer Traudel gewendet, die Sie mir genannt haben. Sie helfen mir und meinem Mann bestimmt.

Ich lege Ihnen das gewünschte Bild von meinem Mann bei. Beim letzten Brief habe ich es vergessen.

Auch DM 10,– für Ihre Bemühungen füge ich bei.

Mit vielen Grüßen
Ihre
Irmgard

Lieber Herr N.,

recht vielen Dank für Ihre Hilfe und Ihren Brief.

Ich möchte Ihnen gleich mitteilen, daß mein Mann sich besser fühlt. Er ist noch im Krankenhaus. Aber er läuft am Tag schon eine halbe Stunde mit zwei Krücken und bekommt jetzt sogar Gehapparate. Das ist für alle unfaßlich.
Lieber Herr N., beten Sie weiter für meinen Mann.

Mit vielen Grüßen
Irmgard

Lieber Herr N.,

vielen herzlichen Dank für Ihren Brief und Ihre Hilfe. Ich will Ihren Brief gleich beantworten.

Mein Mann ist noch in Bayreuth. Er und ich arbeiten fleißig mit Ihnen mit. Er läuft mit den Gehhilfen an den Beinen, sowie mit Schuhen und Krücken schon zwei Stunden am Tag.

Es geht gut voran, und wir sind Ihnen sehr dankbar. Das linke Bein braucht noch mehr Kraft. Es wird beim Laufen noch steif gebunden. Er kann es aber seit 14 Tagen im Bett bis zur Hälfte anziehen.

Es ist schon ein Wunder, daß er nach diesem schweren Unfall so weit ist. Da ich es ja schriftlich habe, daß mein Mann komplett querschnittsgelähmt ist, und jetzt mit den Gehhilfen läuft. Wir danken Ihnen wirklich sehr für Ihre Hilfe. Ich wünsche Ihnen einen sehr schönen Urlaub. Und danke Ihnen für Ihre Hilfe. Beten Sie weiter für meinen Mann, und ich glaube fest daran, daß mein Mann wieder richtig laufen kann.

Mit vielen lieben Grüßen
Ihre
Irmgard

Bericht der Mutter Christina B. an den Geistheiler Raimund N. aus Cremlingen:

Am 3. November 1983 ging ich mit meinem Sohn Alexander zum Arzt, da das sonst immer lebhafte Kind mit einemmal immer müde war und eine recht blasse Gesichtsfarbe hatte. Alexander war zu diesem Zeitpunkt sechzehn Monate alt.

Der Arzt vermutete einen Eisenmangel und schlug eine Urinuntersuchung vor.

Als ich am nächsten Tag, dem 4. 11. 83, erneut zum Arzt kam, erklärte er mir, daß der Urin in Ordnung sei und er ein Blutbild machen müßte. Nach der Blutentnahme ging ich mit Alexander wieder heim und hatte einen neuen Termin für den 7. 11. in der Tasche.

Dann überstürzten sich allerdings die Ereignisse. Wir waren kaum zu Hause, bekam ich einen Anruf des Kinderarztes, das Blutbild sei nicht in Ordnung, und ich sollte sofort noch mal kommen.

Aufgeregt ging ich erneut zum Arzt und mußte hören, daß das Blutbild sehr schlecht ausgefallen sei. Alexander hätte eine HB 5,7 (Normalwert 12–13), und ich müßte mit einem „Zusammenbruch" des Kindes jederzeit rechnen.

Der Arzt hatte unterdessen das Blutbild und weitere Blutproben nach Nürnberg zur Untersuchung geschickt. Er versprach mir ein Ergebnis für den nächsten Tag, Samstag, den 5. 11. 1983. Leider verzögerte sich das Ergebnis, das heißt, der Anruf des Spezialisten kam den ganzen Tag nicht. Wir saßen wie auf Kohlen, da wir ständig mit einer Einweisung in die Kinderklinik rechnen mußten.

Am Samstag um 20.15 Uhr kam der Anruf, daß das Ergebnis sehr schlecht ausgefallen sei und wir auf alle Fälle Montag früh bis 9 Uhr in der Kinderklinik in Nürnberg sein sollten, da ernste Gefahr für unser Kind bestand.

Der Sonntag verging viel zu schnell und auch wieder zu langsam, und unsere Aufregung wurde immer größer.

Am Montag waren wir um 9 Uhr in der Klinik. Es wurde sofort eine allgemeine Untersuchung von Alexander vorgenommen. Dann kam der Professor und sagte uns, wir müßten auf jeden Fall mit einem Klinikaufenthalt von vierzehn Tagen rechnen, so lange dauerten die verschiedenen Untersuchungen, und eine Knochenmarkspunktion sei ebenso erforderlich.

Alexander wurde auf eine Station verlegt, in der sich nur krebskranke Kinder befanden. Er kam in ein Zimmer, das ein krebskrankes zweijähriges Mädchen schon seit einem dreiviertel Jahr bewohnte. Es war ein Einzelzimmer, aber da kein anderes Zimmer frei war, wurde noch ein kleines Babygitterbett hineingestellt. Wir waren fürchterlich geschockt, denn das Mädchen hing am „Tropf“ und hatte keine Haare mehr. Außerdem bekam es immer wieder starke Bauchkrämpfe, so daß es dauernd schrie. Diese starken Schmerzen wurden, wie wir später von der Mutter erfuhren, durch Zellgifte ausgelöst.

Kaum war Alexander in seinem Bett, wurde er schon wieder zur Blutentnahme geholt; obwohl ich eigentlich bei so etwas nicht zusehen kann, ging ich trotzdem mit. Ihm wurde am Kopf Blut entnommen. Leider standen aber nicht sofort alle benötigten Reagenzgläser zur Verfügung. Und bis eine Lernschwester ins Labor ging und noch mehr holte, ließ der Arzt das Blut auf den Boden laufen. Wir kamen uns vor wie in einem Alptraum.

Kaum hatte sich Alexander beruhigt und war gerade eingeschlafen, es war mittlerweile 14 Uhr, wurde er wieder aus seinem Bettchen geholt.

Es sollte jetzt die Knochenmarkpunktion am Hüftknochen vorgenommen werden. Der Arzt bat uns, am anderen Ende des Krankenhausflügels zu warten, damit wir – wie er sagte – unser Kind nicht schreien hörten, da so etwas ohne Narkose oder Betäubung gemacht werde. Trotzdem hörten wir unser Kind brüllen; es war unmenschlich. Als wir ihn wiedersahen, hatte er schon einen „Tropf“ in der Armbeuge. Wir sollten jetzt zwei Stunden auf das Ergebnis der Knochenmarkpunktion warten. Alexander war unterdessen so erschöpft, daß er einschlief. Allerdings wurde er mit beiden Armen an den Gitterstäben des Bettchens angebunden, damit er nicht an dem „Tropf“ ziehen konnte.

Nach drei Stunden kam der Professor und bat uns mit ernster Miene ins Ärztezimmer.

Auf meine drängende Frage, wie schlimm es denn sei, meinte er, wir sollten uns noch etwas gedulden, bis morgen mehr Ärzte anwesend seien. Dann teilte er uns mit, daß Alexander an Leukämie erkrankt sei. Seine weiteren Erklärungen, daß es Heilungschancen gäbe und welche Behandlungsmethoden in Frage kämen, bekamen wir nicht mehr mit. Für uns war Leukämie wie ein Todesurteil.

Zu diesem Zeitpunkt erinnerte sich mein Mann an seinen Arbeitskollegen, der schon öfter von Heilerfolgen durch „Fernbehandlung“ erzählt hatte und daß hierzu Haare des Kranken nötig seien. Also schnitt ich kurz entschlossen Alexander eine Haarsträhne ab, in der Hoffnung auf Hilfe. Schon am nächsten Tag bekamen wir von Herrn N. Nachricht, daß er eine Behandlung durchführen werde. Unterdessen bekam Alexander eine Blutübertragung, hing noch einen Tag am „Tropf“, der erst weggenommen wurde, nachdem er ihn sich das zweite Mal herausgerissen hatte, und wurde wieder von Kopf bis Fuß untersucht.

Am vierten Kliniktag, Alexander hatte noch keine Medikamente bekommen, teilten uns die Ärzte plötzlich Zweifel mit, ob es sich tatsächlich um Leukämie handelte.

Nach einigen weiteren Blutuntersuchungen kamen sie nach einer Woche zu dem Ergebnis, daß es nicht Leukämie, sondern eine ganz seltene Bluterkrankung sei, bei der sie nicht wußten, wodurch sie ausgelöst wird und es auch keine Behandlung gäbe. Der Körper, sagten sie, müßte von selbst wieder beginnen, im Knochenmark Vorstufen der roten Blutkörperchen zu bilden.

Zu diesem Zeitpunkt befand sich keine Vorstufe mehr in Alexanders Blutbild. Wir mußten warten.

Die einzige Behandlung, die Alexander erhielt, war die von Herrn Herbert N.

Nach zweieinhalb Wochen Klinikaufenthalt, die zum Alptraum wurden, teilte uns der Professor mit, er wolle eine Behandlung mit Cortison durchführen. Es gäbe zwar viele Nebenwirkungen, und er glaube auch nicht, daß es viel helfe, aber er wolle jetzt etwas tun.

Einen Tag vor Beginn der Cortisonbehandlung wurde bei der täglichen Blutuntersuchung die erste Vorstufe zu roten Blutkörperchen in Alexanders Blutbild gefunden.

Die Ärzte konnten es ebensowenig glauben wie wir. Von Tag zu Tag besserte sich Alexanders Blutbild. Kurze Zeit später konnten wir die Klinik verlassen.

Herr Herbert N. führte seine Behandlung noch über einen längeren Zeitraum hinweg fort. Heute hat Alexander gute Blutwerte und ist ein kerngesundes quicklebendiges Kind.

Nachfolgend stellen wir Ihnen einige weitere Fälle aus der Krankenkartei des Geistheilers Raimund N. aus Cremlingen vor. Wir geben Ihnen seine wörtlichen Schilderungen wieder.

Fall 1:

Dezember 1978 bei einem Seminar für Geistheiler
in Augsburg

Eine Seminarteilnehmerin namens Gretel und ich übten Behandlungstechniken. Sie war rechtsseitig schwerhörig. Der unterrichtende englische Lehrer hatte schon versucht, das Belastende im Ohr zu beseitigen. Es klappte aber nicht. Während der Übung versuchte ich mein Glück. Ich hielt die Hände links und rechts des Kopfes und spürte plötzlich einen sehr starken Druck in der rechten Handfläche. Es war ein Staudruck, der meine Hand zurückdrückte. Ich mußte sehr stark gegenhalten, wobei eine innere Stimme mir befahl, nur ja nicht nachzulassen. Plötzlich ein Ruck, und die Energie kam in der linken Hand an.

Bei der Kollegin Gretel machte sich der Durchgang der Energie als Knall im rechten Ohr bemerkbar. Es war, als sei eine Leitung frei geworden. Einsetzendes starkes Rauschen im Ohr steigerte diesen Eindruck. Dann konnte sie plötzlich besser hören. Dieser Zustand verbesserte sich in den nachfolgenden Tagen weiter.

Fall 2:

Sommer 1978 am Ammersee

In den Ferien in Dießen am Ammersee lernte ich den Vermieter unserer Ferienwohnung kennen. Er war 42 Jahre alt und litt seit zwei Jahren unter starken Beschwerden an der Niere, so daß er bereits an die künstliche Niere angeschlossen werden mußte.

Der Mann hatte jeden dritten Tag 150 ccm Ausscheidung. Seine künstliche Niere war im Haus angebracht, damit er die langen Fahrten nach München umgehen konnte.

Ich hatte das Gefühl in mir, diesem Mann helfen zu können. Da ich meinen eigenen Gefühlen nicht vollständig traute, fuhr ich mit dem Mann nach Murrhardt zu einem bekannten Hellseher und Geistheiler. Der Erfolg dort war gleich Null, was mich der Mann in verschiedenen Telefongesprächen auch deutlich wissen ließ.

Da ich noch vierzehn Tage Urlaub zu bekommen hatte, bot ich ihm an, zu ihm zu kommen. Zu dieser Zeit wohnte ich in Hemer im Sauerland. Der Mann nahm mein Angebot an, und ich fuhr die zirka siebenhundert Kilometer bereitwillig zu ihm. Zunächst begannen wir die Behandlung mit einem ausführlichen Gespräch über seine Krankheit und darüber, wie der Patient am besten eine Heilmeditation durchführen könnte.

Bei diesem Mann war eine sehr starke Energieaufnahme im Stammhirn und in der Nierengegend zu verzeichnen. Wir arbeiteten jeden Tag dreimal miteinander. An Tagen, an denen er an der künstlichen Niere hing, nur zweimal. Am dritten Behandlungstag war es plötzlich, als liefe aus der linken Niere Sand in eine Eieruhr. Es war ein starkes Rieseln, als würden Ablagerungen gelöst und Leitungen frei. Die Ausscheidungen wurden von nun an täglich gesteigert, ebenso der Drang des Mannes zum Wasserlassen.

Nach zehn Tagen war es so weit, daß der Mann gegenüber ursprünglich 150 ccm Ausscheidungen nun 350 bis 400 ccm hatte und sich auch wesentlich besser fühlte.

Im Spätsommer kam ich nochmals bei diesem Mann vorbei, um mich nach seinem Gesundheitszustand zu erkundigen. Er erzählte mir, daß er täglich 700–900 ccm Ausscheidung habe, sich sehr wohl fühle und die Beschränkung durch seine Krankheit nicht mehr so ernst nehme wie zuvor.

Fall 3:

Eine Arbeitskollegin namens Marianne K. aus H. lag auf der Intensivstation. Es ging ihr zusehends schlechter. Ihr Tod schien sicher.

Da mir meine Arbeitskollegin sehr leid tat, rief ich die mir bekannte Geistheilerin Anni Ziemer in Bonn an, welche zugleich auch über hellseherische Fähigkeiten verfügt. Ich bat sie, mit mir gemeinsam den Versuch zu unternehmen, meiner Arbeitskollegin zu helfen. Anni Ziemer war mit einer Fernheilung einverstanden. Sie sagte mir, ich sollte mich um 21 Uhr bereithalten und sowohl auf meine Kollegin als auch auf Frau Ziemer innerlich einstellen. Dies war nötig, da Anni Ziemer meine Kollegin nicht kannte und auch keinen persönlichen Auftrag von ihr hatte.

Um 21 Uhr kam mein Kontakt mit Anni Ziemer zustande. Es war, als wäre ich an Strom angeschlossen. Ich erlebte ein sehr schönes Glücksgefühl, daß die Verbindung zwischen Anni Ziemer, meiner Kollegin, und mir geschlossen war. Am anderen Tag erkundigte ich mich bei einer anderen Arbeitskollegin, wie es unserer gemeinsamen Bekannten ginge. Sie sagte mir, es gehe ihr wesentlich besser. Die Ärzte stünden vor einem Rätsel.

Da ich zu dieser Zeit regelmäßig nach Bonn ins dortige Heilungszentrum zu Anni Ziemer fuhr, nahm ich die Kollegin eines Tages einmal mit. Ich stellte sie Anni Ziemer vor, welche wegen ihrer Hellsichtigkeit gut in der Lage war, die tiefe Krankheitsursache der Frau herauszufinden.

Fall 4:

Es war im Jahr 1979. Eine Schulfreundin meiner jüngsten Tochter war schwer erkrankt. Meine Tochter schilderte den Fall daheim und war sehr betroffen. Das Mädchen hatte einen Tumor im Kopf und war schon operiert worden. Es konnte jedoch nicht alles entfernt werden, da dies zu gefährlich schien. Der Rest sollte mit Bestrahlungen verödet werden. Leider hatte man auch da schon die höchstmögliche Dosis erreicht, so daß die Eltern sehr wenig Hoffnung hatten. Das Mädchen konnte nicht zur Schule gehen. Sie wurde gefahren. Sie durfte keinen Sport betreiben, keine schnellen Bewegungen machen. Und das alles im Alter von 13 bis 14 Jahren.

Ich bat meine Tochter, dem Vater des Mädchen zu sagen, er solle mich anrufen. Ich sagte ihm, daß ich jede Woche nach Bonn ins Heilungszentrum führe und seine Tochter gern mitnehmen würde. Der Mann wollte mit seiner Frau und seiner Tochter über meinen Vorschlag reden und mir Bescheid geben. Seine Frau lehnte meinen Vorschlag jedoch ab.

Da mir die Kleine sehr leid tat, bat ich meine Tochter, mir ein Foto des Mädchens zu besorgen. Dann habe ich in der täglichen Heilungsmeditation sehr intensiv um Hilfe für das Kind gebetet.

Durch meine älteste Tochter wußte ich immer, wie es gesundheitlich um die Kleine stand, da sie ihr nämlich Nachhilfestunden gab. So erfuhr ich, daß es dem Mädchen plötzlich und unerklärlicherweise besserging. Bei der Nachuntersuchung, die in bestimmten Zeitabständen durchzuführen war, wurde dann festgestellt, daß der Tumor ganz verschwunden war. Das Mädchen durfte wieder ein normales Leben aufnehmen und sogar eine Lehre im elterlichen Betrieb beginnen.

1982 erfuhr ich, daß sie wieder erkrankt sei, diesmal an einem Tumor im Bauchraum.

Mir wurde siedendheiß bewußt, daß das Mädchen über dem Bach schlief, über den das Haus halb hinübergebaut worden war. Ich bat meine Tochter, diese Vermutung bei der nächsten Nachhilfestunde zu überprüfen. Ich hatte recht. Das Mädchen lag mit dem Oberkörper bis zum Bauchraum genau über dem Bach. Gleich bat ich meine Tochter, mit der Mutter des Mädchens zu sprechen und das Bett der Kleinen umzustellen. Die Mutter lehnte mein Ansinnen als unzumutbar ab.

Ich war sprachlos über so viel Dummheit und Herzlosigkeit, denn normalerweise greift man in so einem Fall doch nach jedem Strohhalm. Aber ich mußte einsehen lernen, daß dieses Schicksal zum Lernprozeß der Familie gehörte und daß Kinder mit ihrem Schicksal oft zum Prüfstein für ihre Eltern werden.

Vor anderthalb Jahren hörte ich dann, daß das Mädchen gestorben war. Wieder einmal mehr mußte ich die Erfahrung machen, daß den Menschen Geld, Bequemlichkeit und persönliches Vergnügen wichtiger sein können als die Gesundheit eines Angehörigen.

Fall 5:

Im Mai 1984 erhielt ich den Anruf einer älteren Dame von 82 Jahren. Sie sagte mir, sie könne nicht mehr schlafen und sei am Ende. Ob ich nicht mal zu ihr kommen könne. Sie wohnte in einem Altenheim und fühlte sich dort nicht wohl. Wie sie mir erzählte, war sie in jungen Jahren eine bekannte Sopranistin, sehr sensibel und befaßte sich auch mit spiritistischen Gedanken. Diese Dame hatte bereits vier Schlaganfälle gehabt und war linksseitig teilweise gelähmt. Ohne Stock konnte sie nicht mehr gehen.

Nach dem vierten Behandlungstag berichtete mir die Dame stolz, heute sei ihr Stock ganz beleidigt. Er habe allein zu Hause bleiben müssen, da sie ohne ihn zum Einkaufen außer Haus gegangen sei. Als die Angehörigen der Dame davon erfuhren, versuchten sie, ihr die Behandlungen auszureden. Aber die Dame hatte ihren eigenen Kopf und bestand sogar auf einer anderen Wohnung. Diese bekam sie dann auch. Nach der zehnten Behandlung hatte sie sich diese Wohnung angesehen und war dabei ca. 2,5 km durch die Stadt marschiert. Diesen Weg hatte sie ohne Schwierigkeiten gemeistert und war stolz auf sich selbst.

Zwei Wochen nach abgeschlossener Behandlung kam ich wieder zu ihr. Sie war gerade mitten in ihrem Umzug. Sie stand inmitten ihrer Umzugskartons und fühlte sich sichtlich wohl. Dabei muß ich bemerken, daß die Dame gerade anderthalb Meter groß und zierlich war. Sie sagte:

„Hier, diese Kartons habe ich alle selber gepackt. Heben Sie mal, wie schwer die sind!“

Wenn man wußte, wie sie anfangs gelitten hatte, konnte man wirklich nur staunen. Selbst der Pfarrer und die Angehörigen der Dame kamen nicht umhin, den Erfolg der Geistheilung zu bestätigen.

Auf den nun folgenden Seiten stellen wir Ihnen einige Beispiele aus der Heilpraktiker- und Geistheilerpraxis von Eberhard W. aus H. vor. Die Auswahl wurde bewußt vielfältig getroffen und knapp formuliert.

Eberhard W. arbeitet mit Wünschelrute und Pendel, um Diagnosen zu stellen. Er heilt durch Handauflegen im Mesmerschen Heilverfahren, gestützt durch Gebet und Fürsprache bei Gott. Die Heilergabe machte sich bei Eberhard W. bereits im Kindesalter bemerkbar, wo er sich besonders kranker und unruhiger Tiere anzunehmen vermochte. Sein Großvater war bereits Rutengänger und verstand es, die Begabung des Kindes zu fördern.

Nach einem Studium der Biochemie und intensiver schulmedizinischer Betätigung legte Eberhard W. eine Prüfung als Heilpraktiker ab und richtete eine eigene Praxis ein.

1. Fall

33jährige Hausfrau mit seit acht Jahren bestehender Nervenerkrankung und unerträglichen Schmerzen. Der Schmerz zieht vom hinteren Nackenbereich vor über die linke Schläfe bis hin zum Auge. Nach der ersten Mesmerschen Behandlung wesentliche Besserung. Nach der fünften Sitzung mit Handauflegen ist der Schmerz für vier Wochen verschwunden. Nach weiteren vier Wochen Handauflegen und Besprechen bis heute beschwerdefrei. An schulmedizinischer Behandlung waren vorausgegangen: Bestrahlungen, Korrekturen der Halswirbelsäule, verschiedenste Medikamente und Massagen. Alles erwies sich jedoch als nutzlos.

2. Fall

50jähriger Schmiedemeister mit Durchblutungsstörungen beider Beine (Raucherbein) und mit nicht mehr tastbaren Fußpulsen. Nach sieben Behandlungen und Handauflegen sind die Fußpulse wieder tastbar. Nach zehn Behandlungen hat sich täglich zurückzulegende Gehstrecke des Patienten verdreifacht.

3. Fall

28jährige Sekretärin leidet seit vier Jahren an starken Migräneschmerzen mit Erbrechen und Kreislaufstörungen. Medikamente und ärztlich verordnete Therapien halfen nicht.

Nach viermaligem Handauflegen haben sich die Anfälle auf ein Drittel reduziert. Nach sieben Behandlungen schmerzfrei seit nunmehr drei Jahren.

4. Fall

58jähriger Angestellter mit starkem Rheuma in beiden Schultergelenken, oft unerträglich starken Schmerzen und Unfähigkeit zu allen schnellen Bewegungen. Behandlung mit Handauflegen und Besprechen sowie homöopathischen Mitteln. Nach acht Behandlungen schmerzfrei bis jetzt.

5. Fall

42jähriger Bauleiter mit chronischer Gürtelrose, die immer wieder in regelmäßigen Zeitabständen von acht bis zehn Wochen auftritt. Bisherige Behandlungen und Medikamente durch Haus- und Spezialarzt erwiesen sich als unzulänglich und dauerhaft nicht heilend.

Nach viermaliger Behandlung durch Mesmerismus und Besprechen sowie durch homöopathische Mittel verschwand die Gürtelrose und ist seit zwei Jahren nicht mehr aufgetreten.

6. Fall

48jährige Patientin mit Brustoperation wegen Krebsknoten vor zwei Jahren. Nachsorge alle vier Wochen durch Mesmerismus und Gabe von homöopathischen Mitteln. Bis heute keine neuen Metastasenbildungen.

Auch der Geistheiler Raimund S. aus Norddeutschland war gern bereit, uns einige besonders augenfällige Fallbeispiele für dieses Buch zur Verfügung zu stellen. Raimund S., von Beruf Maler, arbeitet sowohl in direktem Kontakt als auch per Fernheilung.

Er fühlt sich einem Geistwesen als Geistführer verbunden. An diesen richtet er sein Fürsprachegebet, während er die Heilenergie durch seine Hände auf den Patienten überströmen läßt. Pauschal ist zu sagen, daß er Krankheiten wie Kopfschmerzen (Migräne), Gicht, Rheuma, Bandscheibenschäden, Schmerzen an der Wirbelsäule und begleitende Schäden, Asthma in allen auftretenden Arten, Herz- und Kreislaufbeschwerden, Nervenverklemmungen, Darmträgheit, Lungenkrankheiten, Nierenkrankheiten, Blasenerkrankungen, Zuckerkrankheit oder Ohrenkrankheiten erfolgreich behandelt hat. Zwei besonders beachtenswerte Fälle schilderte er uns ausführlicher.

1. Fall

Monika T. aus Berlin-Spandau litt lange Jahre an ungewöhnlich starken Kopfschmerzen. Ärzte konnten ihr nicht helfen. Man stellte jedoch fest, daß ein Nerv in ihrem Kopf verklemmt war. Raimund S. löste den Nerv durch Kontaktheilung und Handauflegen. Monika T. schilderte, plötzlich einen lauten Knall im Kopf gehört zu haben. Seitdem ist sie schmerzfrei. Da die Behandlung bereits im August 1984 durchgeführt wurde, ist eine Rückkehr der Schmerzen auch kaum zu erwarten.

2. Fall

Raimund S. hat geschäftlich mit Dieter K. aus Willingen zu tun. Anläßlich eines Besuches bei seinem Geschäftspartner stellte dieser fest, er habe kranke und geschwollene Beine. Er zeigte sie Raimund S. Dieser sah, daß die Beine aufgekratzt und wund waren, auch stark gerötet. Dieter K. erklärte ihm außerdem, diese Reizung der Beine sei nervlich bedingt.

Da Raimund S. an diesem Tag zeitlich in Druck war, kündigte er seinem Geschäftspartner Fernheilung an und vereinbarte mit ihm eine bestimmte abendliche Uhrzeit. Wie versprochen legte er sich zur vereinbarten Zeit zur Meditation nieder und konzentrierte sich auf Dieter K. Fünf Tage später rief Dieter K. an und erklärte, seine Beine hätten an jenem Abend plötzlich angefangen zu kribbeln und hätten sich stark erwärmt.

Nach einigen weiteren Fernbehandlungen klangen die Beschwerden Dieter K.s vollständig ab und traten bis heute nicht wieder auf.

3. Fall

Dieser Fall wird hier von einem Patienten selbst geschildert, der sich bei Raimund S. in Behandlung begab und geheilt wurde. Um Raimund S. seine Dankbarkeit zu beweisen und die öffentliche Meinung auf die Taten der Geistheiler zu lenken, versuchte Kurt Z. aus Berlin, seine Erfahrungen bei seinem Geistheiler in der Zeitung „Stimme der Berliner" zu veröffentlichen. Dieser Versuch mißlang jedoch, da die Redaktion zwar persönliches Interesse bekundete, sich aber ansonsten mit dieser ihnen heikel erscheinenden Angelegenheit nichts zu tun haben wollte. Raimund S. stellte uns den Text von Kurt Z. in vollem Wortlaut zur Verfügung:

Ich wende mich heute an die BZ „Stimme der Berliner", um den Lesern meine Erfahrung über Fernheilung und heilende Hände zu berichten. Immer werden diese Leute als Scharlatane und Betrüger hingestellt, ich habe aber Heilung erfahren. Seit Jahren litt ich unter einer akuten Darmträgheit, habe seit Jahren Abführmittel genommen, alle vom Arzt gegebenen Mittel haben nicht geholfen.

Durch die heilenden Hände Herrn Raimund S. bin ich binnen drei Wochen von meiner Darmträgheit geheilt worden. Ich kann jetzt täglich meine Notdurft ohne Medikamente verrichten. Auch meine Frau, die ständig unter Genickschmerzen und heftigen Kopfschmerzen litt, wurde von ihm geheilt. Salben und Medikamente, die ihr vom Arzt verschrieben wurden, halfen nicht dauerhaft.

Ich würde mich freuen, wenn diese Zeilen unter den Leserbriefen zu finden sind.

Mit freundlichen Grüßen
Kurt Z.

Kurz vor Abschluß dieses Kapitels teilte uns eine Geistheilerin aus Frankfurt in freudiger Erregung mit, daß sie in jüngster Vergangenheit eine junge Frau mit MS (= Multiple Sklerose) in Heilbehandlung habe. In Kontakt- und Fernheilung sei es ihr nun gelungen, die bereits im Rollstuhl sitzende, stark behinderte Frau so weit zu heilen, daß sie wieder laufen und leichtere Arbeiten übernehmen könne. Ob eine völlige Genesung oder doch ein Stillstand der bösartigen Krankheit zu erwarten sei, bliebe abzuwarten. Niemand könne Gottes Willen vorhersagen.

An dieser Stelle wollen wir die Liste der Fallbeispiele abschließen. Wem unsere Auswahl nicht genügt, oder wer seinen eigenen Fall nicht näherungsweise darin wiedergefunden hat, der möge sich das eine oder andere der im Anhang angeführten Bücher besorgen.

Fast alle Bücher verweisen auf die eine oder andere spezielle Erkrankung und schildern Möglichkeiten der Heilung. Einige führen sogar seitenlang die unterschiedlichsten Fälle auf. Daß unsere hier angeführten und besprochenen Beispiele nur eine äußerst geringe Auswahl sein können, ist selbstverständlich. Dennoch zeigt auch diese geringe Anzahl bereits die Vielschichtigkeit der möglichen Hilfeleistungen.

Wenn auch nur ein Bruchteil der weltweit gesammelten Erfahrungen von Geistheilern und Patienten wahrhaftig durch Gottes Gnade durch die Hände von außerordentlichen Menschen zustande gekommen sind, ist es Dummheit, die gebotenen Hände nicht zu ergreifen. Zumindest einen Versuch sollte uns dieses Angebot wert sein. Was bei einem Versuch herauskommt, weiß man nie schon im voraus.

15

Über die größte deutsche Dachorganisation des Spiritismus, die „Gemeinschaft für geistige Entfaltung"

In Anlehnung an die weltweit berühmteste und mitgliederreichste Heilervereinigung in England (The Spiritualist Association of Great Britain) entstand in der Bundesrepublik Deutschland die „Gemeinschaft für geistige Entfaltung". Ihr Sitz ist in 8058 Erding, nicht allzuweit von München entfernt.

Wie sich beispielsweise die Weltgesundheitsorganisation der herkömmlichen Schulmedizin annimmt, setzt sich die „Gemeinschaft für geistige Entfaltung" mit spiritistischer Medizin auseinander. Ihr Ziel ist es, die traditionellen Heilweisen in aller Welt zu fördern und einzusetzen sowie ihnen Respekt und Anerkennung als Partner der Schulmedizin zu verschaffen. Der kranke Mensch, oder der Mensch schlechthin, steht bei diesem Ziel im Vordergrund. Sein Wohl und Heil-Sein ist das erklärte Hauptanliegen der Gemeinschaft. Um die gesteckten Ziele zu erreichen, verfolgt die Gemeinschaft mehrere Wege.

1. Veranstaltung von Seminaren und Vorträgen.
2. Kontaktpflege und Gedankenaustausch mit Gruppen, die sich in ihren Interessen und Neigungen ähneln. Derartige Treffs mit spiritistischen Kreisen gibt es im In- und Ausland.
3. Förderung und Verbreitung geeigneten Schrifttums zum spiritistischen Themenkreis.
4. Bemühungen, durch den Einsatz von Geistheilern bei der Krankenpflege die in der Gemeinschaft gewonnenen Erkenntnisse an die Öffentlichkeit zu tragen.

In allen ihren Unternehmungen arbeitet die Gemeinschaft unbedingt gemeinnützig. Das heißt, sie erstrebt keine persönliche Bereicherung, weder für ihre Mitarbeiter noch für die gesamte Organisation. Gewinnanteile oder Gewinnausschüttungen gibt es daher nicht.

Alle Tätigkeiten werden ausschließlich ehrenamtlich ausgeübt. Allenfalls eine Unkostenerstattung gegen Vorlage von Rechnungsbelegen ist möglich.

Die Mitglieder selbst verstehen sich als eine Art Bruderschaft, in deren Rahmen einer dem anderen in seiner geistigen Entwicklung weiterhilft.

Sie setzen sich aus Menschen aller Länder, Rassen, Religionen und politischen Auffassungen zusammen. Einzige Aufnahmebedingung für ein neues Mitglied ist daher seine Unbescholtenheit und seine positive Grundhaltung den Zielen der Gemeinschaft gegenüber.

Personen, welche die Ziele der Gemeinschaft in besonderem Maße gefördert haben, können zu Ehrenmitgliedern ernannt werden.

Alle Mitglieder, ausgenommen Ehrenmitglieder, sind zu einer Beitragszahlung verpflichtet. Aus diesen Geldern sowie eventuell hinzugeflossenen Spenden deckt die Gemeinschaft ihre Unkosten. Daß bei einer so weit gesteckten Zielsetzung wie der der Gemeinschaft erhebliche Auslagen erwachsen, leuchtet ein. Denken Sie etwa an Honorare für Seminarleiter, an Portogelder und benötigtes Papier, an Fotokopien und Schriften, um nur einige wenige Kostenpunkte aufzuzählen.

Zur Zeit ist die Engländerin Diana Craig erste Vorsitzende der Gemeinschaft. Da der erste und zweite Vorsitzende nebst einem Berater nur jeweils für die Dauer eines Jahres gewählt werden kann, ist die Bewegung an der Spitze der Gemeinschaft groß. Dies ist jedoch bewußt so eingerichtet, um das Vorherrschen von Einzelpersonen zu verhindern. Erst nach Ablauf von vier Jahren wäre es denkbar, eine bereits einmal im Vorstand amtierende Person erneut zu wählen. Ausnahmen sind hier nur Schriftführer und Schatzmeister. Sie können schon nach Ablauf des ersten Jahres neu gewählt werden.

Diana Craig, die derzeitige erste Vorsitzende also, war drei Jahre lang Präsidentin der englischen Nationalen Geistheilergemeinschaft.

Seit rund vierzig Jahren hat sie sich dem Dienst am Mitmenschen verschrieben. In der Anfangszeit ihrer Heilertätigkeit hat die bei Chichester in England lebende Geistheilerin noch mit Englands wohl berühmtestem Geistheiler, Harry Edwards, zusammengearbeitet und viel von ihm gelernt. Inzwischen bildet Diana Craig selbst Geistheiler aus. Viele große Geistheiler der Bundesrepublik Deutschland holten sich bei ihr den letzten Schliff.

Im übrigen ist eine derartige Lehrzeit in der „Gemeinschaft für geistige Entfaltung“ nichts Außergewöhnliches.

Wenn sich bei einem Mitglied der Gemeinschaft die Gabe des Geistheilens in irgendeiner ihrer Abstufungen entwickelt und zeigt, kann dieses Mitglied von der englischen Heilerorganisation eine Art von Beglaubigung erhalten. Bedingung dafür ist, daß der neue Geistheiler einige Zeit als Heileranwärter unter der Anleitung eines bereits anerkannten und erfolgreichen Geistheilers arbeitet.

Eine solche Lehrzeit ist für englische Geistheiler bereits seit langem Pflichtvoraussetzung, wenn sie eine offizielle Arbeitserlaubnis anstreben. England ist in Sachen Geistheilung der Vorreiter ohne Beispiel.

Die Gründerin der „Gemeinschaft für geistige Entfaltung“, Frau Rotraut von Carnap, erklärt sich diese Vorrangstellung im Vergleich zur Bundesrepublik Deutschland folgendermaßen: „Vermutlich ist der deutsche Mensch allen spirituellen Dingen gegenüber skeptischer, daher eher abwertend. Wir Deutsche neigen wohl dazu, alles, was wir tun, besonders intensiv zu machen, und dabei gibt es oft Übertreibungen. Außerdem liegt es sicher auch an dem Bedürfnis, alles prüfen und messen zu wollen. Im Grunde sind uns die Engländer in dieser Beziehung um etwa dreißig Jahre in der Entwicklung voraus.“

Eben weil England diese Vorreiterposition innehat, sind die Auswahlkriterien der dortigen Heilerorganisation so wichtig für die Bundesrepublik Deutschland geworden. Eine offizielle Anerkennung der deutschen Geistheiler ist durchaus im Sinne der „Gemeinschaft für geistige Entfaltung“ und auch wünschenswert. Rotraut von Carnap hält es jedoch für dringend notwendig, bei Eintritt dieser Situation alle Bedingungen und

Umstände noch sorgfältiger und umfassender zu prüfen, beziehungsweise zu beschließen, als bisher. Die Vielfalt der Heilweisen, so meint sie, sei grundsätzlich nicht mehr überschaubar. Die Anzahl der Geistheiler liegt im dunkeln. Teils wegen der fehlenden offiziellen Anerkennung des Geistheilerstandes und der daraus entstehenden Ängste des im geheimen und unerlaubt wirkenden Geistheilers. Teils aber auch deshalb, weil viele Geistheiler keine Anbindung an irgendeine, wie auch immer geartete „Vereinsmeierei" wünschen. Ein dritter Grund liegt in der Tatsache verborgen, daß die meisten Geistheiler keine Ausbildung im üblichen Sinne absolvieren müssen, um ihre geheimnisvollen Beziehungen zu Gott zu erlangen. Man hat's oder hat's nicht. Zumindest nach der landläufigen Meinung, die von zahlreichen Geistheilern geteilt wird.

Mit Sicherheit ist der Zusammenschluß aller Geistheiler in der einen oder anderen Organisation nicht der Weisheit letzter Schluß. Wohl aber bietet nur der Dachverband die einzig denkbare echte Legitimation für den einzelnen in der Öffentlichkeit.

Nur wer ein Ausbildungszeugnis vorweisen kann, in welchem glaubhaft nachgewiesen wird, daß ein Mensch einen Beruf erfolgreich auszuüben imstande ist, und dies in einer hinlänglich glaubhaften Form und Zeitspanne unter Beweis gestellt hat, wird überzeugen. Auch der Zweifler muß sich an einem solchen Zeugnis über die Anfangshürden hinwegsetzen lernen.

Und wenn der Geistheiler so beargwöhnt wird, wenn er stets mit dem Ruch des Betrügers zu kämpfen hat, so liegt dies ja vornehmlich daran, daß Hinz und Kunz behaupten kann, Geistheiler zu sein. Für den, der in Not ist und die Hilfe eines Geistheilers braucht, beweisen die Taten den Scharlatan oft erst viel zu spät.

Ein Zeugnis, welches nur dem wahren Geistheiler verliehen wird, könnte hier wirklich aus dem ewigen Kreislauf von Glauben und Nichtglauben heraushelfen.

So gesehen steckt der Stand der Geistheiler in einer doppelten Zwickmühle. Von einer Seite versperrt die Öffentlichkeit den Weg zur gesetzlichen Anerkennung. Von der anderen Seite schieben die Geistheiler selbst die „Mühle" zu.

Beide Seiten werden lernen müssen, die Gnade mit offenen Augen zu sehen, welche in der Heilergabe liegen mag. Die Öffentlichkeit, indem sie bereit ist, dem Unsichtbaren eine Chance zu geben. Der Geistheiler, indem er die Demut, welche jeder von ihnen im Wort führt und zur Schau trägt, nicht unversehens zum hohen Roß umwandelt. Falsch verstandene Demut schlägt nur zu leicht in Hochmut um. Oder ist es kein Hochmut, wenn ein Mensch damit rechnet, daß Gott nicht allein seine Liebe in ihn entsenden und durch ihn wirken, sondern auch den Leidenden schicken muß? Alles ohne das geringste Zutun des Menschen, ohne den geringsten Versuch, Gottes Liebe möglichst vielen Menschen zuzuführen?

Taten beweisen den Geistheiler. Nun gut!

Diese Behauptung deckt sich im Grunde mit jedem anderen Berufsstand. Nur der ist Schneider, der vorzüglich nähen und Maßkleidung anfertigen kann. Nur der Schuster, der beste Schuhe herzustellen vermag. Auch hier beweisen die Taten den Könner oder den Scharlatan.

Mit einem Unterschied!

Schneider oder Schuster stellen ihre Waren aus und legen ein Zeugnis vor. Sie beweisen ihr Können so, daß jeder Unwissende gleich erkennt, woran er ist.

Der Geistheiler kann seine Geheilten sowenig zur Schau stellen wie jeder Schulmediziner. Auch wird er nur in den seltensten Fällen vor einer breiten Menschenmenge wirken und allen sichtbar heilen. Zumeist geschieht dies ganz in der Stille, für niemanden erfahrbar als für Heiler und Patient.

Hat der Geistheiler Glück, legt der Patient Zeugnis für ihn ab. Hat ein Kranker Glück, erfährt er davon. Öffentlich bekennen darf und will sich der Geistheiler in der Regel nicht. Warum?

Weil, wie er sagt, Gott die Taten bewirke, Gott aber keines Zeugnisses bedarf. Der Mensch hinter Gott ist nichts.

Gott bedarf keines Zeugnisses. Der Mensch für den Menchen hingegen sehr wohl.

Niemand wird Gott ein Zeugnis erstellen wollen oder können. Wohl aber vermag man einem Menschen zu bestätigen, daß eine übersinnliche Kraft ihn bereits als Kanal benutzt hat, mit deren Hilfe es ihm möglich war, einen Kranken zu heilen, zu stärken oder in inneren Frieden mit sich selbst zu versetzen.

Mehr beinhaltet ein Zeugnis für einen Geistheiler letztendlich nicht. Niemand kann von einem derartigen Zeugnis Zukunftsversprechen erwarten. Dem Hilfsbedürftigen aber könnte ein solches Zeugnis beweisen, daß sich an ihm und seiner Not kein Betrüger, sondern ein wahrhaft Begnadeter versuchen wird.

Nach unserer Meinung muß auch der Geistheiler der Wirklichkeit Rechnung tragen. Gott hat ihn jetzt mit der Gabe des Heilens versehen. Dieses Jetzt aber hat seine Spielregeln, wie auch biblische Zeiten oder ein Morgen sie in anderer Form hatte beziehungsweise haben wird.

In der Gemeinschaft für geistige Entfaltung und deren Schwesterverbänden ist eine der Grundbedingungen für eine objektive Wertschätzung des Geistheilens und des Geistheilers geboten. Bleibt zu hoffen, daß die Einsatzfreude und das Vorbild dieser Gemeinschaft auch in der Bundesrepublik Deutschland bald schon englische Zustände herbeizwingen. Sicher ist, daß der Rat und Hilfe suchende Patient durch diese Gemeinschaft nur Namen und Anschriften von Geistheilern erhalten wird, welche sich bereits den englischen Anforderungen und unseren Vorstellungen von einem zeugnisähnlichen Beleg unterzogen haben. Diese Auslese garantiert, daß keine betrügerischen Machenschaften angewandt werden.

Erfolgsgarantie ist dies freilich nach wie vor nicht. Sie wissen, jeder Geistheiler ist nicht aus sich selbst heraus als Heiler erfolgreich oder nicht. Er wirkt als Kanal, als Vermittler einer anderen Kraft. Gott hat das letzte Wort.

16

Was bedeutet Spiritismus?

Der Bezeichnung Spiritismus liegt das lateinische Wort „spiritus“ zugrunde; übersetzt heißt es „Geist“. Wollte man den gesamten Begriff eindeutschen, käme in etwa „Lehre von den Geistern“ dabei heraus.

Spiritismus ist jedoch nicht nur die Beschäftigung mit Schriften und anderem theoretischem Wissen, sondern auch die praktische Anwendung des Gelernten im Alltag.

Diese praktische Anwendung umfaßt in der Hauptsache die Beschwörung von Geistern mit dem Ziel, einen außerirdischen, übersinnlichen, jenseitigen Kontakt herzustellen. Ausgehend von dem starken Wunsch, einen oder mehrere (geliebte) Tote wiederzusehen, bedient man sich der gerufenen Geister zu den verschiedensten Zwecken.

Überall auf der Welt und zu allen Zeiten waren und sind diese und ähnliche Formen der Geisterbeschwörung bekannt und bis heute in Gebrauch. Man hat sie unter dem Titel „Nekromantie“ zusammengefaßt.

„Nekromantie“ wurde aus dem griechischen Wort „nekrós“, das heißt tot, gestorben, Leichnam, und dem ebenfalls aus der griechischen Sprache stammenden Begriff „Mantik“ gleich Prophetie gebildet. Zu deutsch bedeutet es also ungefähr Prophezeiung beziehungsweise Vorhersagen mit Hilfe Verstorbener.

Nicht zu verwechseln ist Nekromantie mit Nekromanie. Letztere bedeutet nämlich die sexuelle Schändung Verstorbener und wird häufig bei geistig mißgebildeten Triebtätern beobachtet.

Die Gruppe der Menschen, welche sich mit Nekromantie beschäftigen, wird als Spiritisten bezeichnet.

Über die Sehnsucht nach einem Wiedervereintsein mit einem geliebten Menschen über den Tod hinaus gipfelt die Nekromantie in dem oft von Geldgier getriebenen Wunsch nach übermenschlichem Wissen. Man versucht, sich von Verstorbenen Auskünfte über Zukunft und jenseitige Geheimnisse zu verschaffen.

Geistheiler, welche als Medium für das Geistwesen eines namentlich bekannten oder auch unbekannten, jedoch ausdrücklich als Geistführer empfundenen Verstorbenen wirken, gehören zu den Anhängern der Nekromantie.

Was den Geistheiler dennoch von den echten Nekromanten unterscheidet, ist die Art der Kontaktaufnahme. Diese nämlich wird von den echten Nekromanten aus eigenem Antrieb und ganz bewußt gesucht. Dabei zielt er auf eine ganz bestimmte Person oder einen ganz bestimmten Personenkreis ab. Der Geistheiler hingegen sucht nicht. Er wird gesucht und gefunden.

Erweisen sich die Motive eines Nekromanten als lauter, sind sie frei von Habsucht oder anderen dunklen Beweggründen, kann es sein, daß ein Geistwesen den sich anbietenden Kontakt für sich nutzt. In diesem Falle beginnt der Nekromant, Medium zu werden.

Ist das Geistwesen fähig, Heilwissen abzugeben und/oder Heilenergie zu senden, wird das auserkorene Medium als Geistheiler wirken können. Dies geschieht, wie wir bereits wissen, entweder in tiefer Trance, wobei sich Stimme und Aussehen des Mediums bis zur völligen Unkenntlichkeit verändern. Oder es geschieht durch automatisches Schreiben, wobei dem Medium Worte in Hand und Feder diktiert werden. Das Heilwissen und die Heilfähigkeit sind dem Medium nur dann zu eigen, wenn das Geistwesen des Verstorbenen von ihm Besitz ergriffen hat.

Nicht jeder Geistheiler und Spiritist ist zugleich auch Nekromant.

Wer sich in seinem Tun ausschließlich auf Gottes Liebe und Kraft beruft, wer diese Kraft gar ohne konkrete Angabe eines Ursprungs etwa als kosmische Liebe bezeichnet, ist zwar Spiritist im weitesten Wortsinn, nicht aber Nekromant.

Diese Geistheiler sind Vertreter ihrer Art in der wohl höchsten Entwicklungsstufe und unvergälltesten Art. Die meisten von ihnen glauben zwar an Geistwesen und deren möglichen Auftrag durch Gott, glauben auch an Wiedergeburt und schicksalhafte Läuterungsbemühungen eines jeden Menschen, aber sie lehnen die Nekromantie bewußt ab. Nach ihrem Dafürhalten soll man die Toten ruhen lassen. Ob aber Gott in seinem Ratschluß ein Geistwesen aussenden wolle, bleibe allein sein Gebot, in welches kein lebendiger Mensch eingreifen dürfe.

Mit dieser Ansicht stehen die betreffenden Geistheiler nicht allein. Sie entsprechen sogar voll und ganz der christlichen Kirchenlehre, nach welcher die Nekromantie einen unerlaubten und sündhaften Eingriff in Gottes Geheimnisvolles Walten darstellt.

Dem Spiritismus zuzuordnen sind auch Okkultismus und Parapsychologie, welche zumal in jüngster Vergangenheit viel von sich reden machten.

Beginnen wir mit Okkultismus. Auch dieser Begriff entstammt der lateinischen Sprache, in welcher „occultus" für die deutschen Wörter „verborgen, geheim" steht. Okkultismus ist somit „die Lehre vom Geheimen". Geheim im okkultistischen Sinne sind alle außer- beziehungsweise übersinnlichen Wahrnehmungen, welche durch die uns bekannten Naturgesetze nicht oder zumindest noch nicht zu erklären sind.

Im einzelnen gehören hierzu:

1. Alle hellseherischen Fähigkeiten und deren Anwendung.
2. Die Bewegung von Gegenständen, welche ohne natürliche Ursache entsteht. Das passende Fremdwort lautet „Psychokinese". Als Beispiel anzuführen wäre hier etwa das geheimnisumwitterte Tischrücken in spiritistischen Kreisen oder das Bewegen von Gläsern über einen Tisch, welches sich ohne menschliches Zutun ergibt.
3. Das unbegreifliche Schweben eines Gegenstandes in der Luft, ohne daß es dafür eine verstandesmäßig erfaßbare Erklärung gibt. Das zugehörige Fremdwort heißt „Levitation".

Als Beispiel wäre zu erwähnen, daß in spiritistischen Zirkeln Blumenvasen, Stühle, Tische, Tücher oder andere Einrichtungsgegenstände zu schweben beginnen können.

4. Die Entstehung neuer, bis dahin unbekannter körperlicher Gebilde, wie etwa die sichtbare Erscheinung eines Geistwesens. Diese werden sowohl von Trancemedien erblickt als auch von Menschen in tiefer Meditation. Ein anderes Beispiel ist die äußerlich sichtbare Veränderung eines Trancemediums, welches plötzlich nicht nur Mimik und Stimme eines Fremden annimmt, sondern in seiner gesamten äußeren Erscheinung verändert erscheint. Es gibt eine stattliche Anzahl von Menschen, die in so verwandelten Trancemedien Verwandte oder lang verstorbene Freunde wiederkannten. Auch diese rätselhafte Erscheinung trägt einen speziellen Namen. Er lautet „Materialisation".
5. Mit der Materialisation eng verknüpft ist die Parapsychologie, welche durch Medien erlebbar ist. Davon später mehr.

Der Okkultismus beruht auf zwei grundlegenden Glaubensbekenntnissen. Zum einen setzt er eine Beseelung der ganzen Natur mit allen ihren Lebewesen und auch der sogenannten toten Materie voraus. Eine solche Natur-Seele steht für den Okkultisten in jederzeit wechselweise wirkender Beziehung zur menschlichen Seele. Zum anderen hält der Okkultist die menschliche Seelenkraft für gegenüber jedem Naturgesetz überlegen. Das heißt, die Seele vermag sich über jede scheinbar existierende Grenze oder Gesetzmäßigkeit hinwegzusetzen. Damit aber nicht genug. Nach Meinung des Okkultisten kann sie dieselben auch jederzeit auslöschen.

Für den unbefangenen und wenig informierten Normaldenker sind dies durchweg äußerst zweifelhafte Aussagen. Die parapsychologische Forschung und die psychosomatische Medizin haben jedoch viel dazu beigetragen, daß an der Berechtigung dieser Zweifel gezweifelt werden muß.

Was bedeuten nun aber Parapsychologie und psychosomatische Medizin?

Psychosomatisch ist eine Wortverbindung griechischen Ursprungs. „Psyche" bedeutet „Seele"; „sõma" heißt „Körper".

In der psychosomatischen Medizin wird berücksichtigt, daß seelische und körperliche Vorgänge in untrennbarem Zusammenhang stehen. So ist beispielsweise eine Erkenntnis dieser Fachrichtung, daß nichtbewältigte seelische Probleme zu einer großen Anzahl verschiedenster körperlicher Gebrechen führen können. Hier gibt es unter anderem Zusammenhänge zwischen seelischen Belastungen und Magen-Darm-Geschwüren. Auch Verdauungsbeschwerden, Asthma, Rheuma, Kreislaufstörungen, Schmerzen oder Unregelmäßigkeiten im Monatszyklus der Frau, Migräne, Allergien und schlußendlich auch die unterschiedlichsten Hauterkrankungen gehören zu diesen Umfeldern. Die Behandlung des Patienten durch den psychosomatischen Schulmediziner erfolgt stets unter der Voraussetzung der Ganzheit des Menschen.

Der Unterschied zwischen dem Geistheiler und dem psychosomatischen Arzt liegt vornehmlich in der Ausbildung und der Anwendung der Heilbehandlung. Wo der Geistheiler alle Bildung und Heilkraft von Gott nimmt und erhält, arbeitet der psychosomatische Arzt ganz in der Tradition der Schulmedizin. Beiden gemeinsam hingegen ist das Grundverständnis des Menschen als untrennbare Einheit aus Seele und Leib.

Wenn der Geistheiler unserer Zeit Anerkennung erfährt und Unterstützung seitens der Schulmedizin, so in der Regel auf der Basis dieses gemeinsamen Denkens. Der Begriff der Parapsychologie ist von allen bereits genannten zur Zeit mit Abstand der bekannteste. Aufsehenerregende Fernsehserien, wie sie vor einigen Jahren durch jedermanns Wohnstube flimmerten, haben den Bekanntheitsgrad deutlich gesteuert.

Unter Parapsychologie versteht man die Lehre von den okkulten Erscheinungen, welche wir bereits unter dem Thema Okkultismus aufgelistet haben.

Statt Parapsychologie könnte man auch Metapsychologie oder Metaphysik sagen. Alle drei Begriffe haben ihren Ursprung wiederum in der griechischen Sprache. „Para“ steht für „hinter, über, darüber hinaus“, „meta“ für „inmitten, zwischen, hinter, nach“. Alles in allem kreisen sie gemeinsam die „Lehre von der Seele“ sowie die „Lehre von den Dingen“ bis über die Wirklichkeit hinausgehend ein. Wir alle haben in diesem Zusammenhang schon einmal von sogenannten „Psi-Phänomenen“ gehört. Darunter versteht man außer- oder übersinnliche Wahrnehmungen aller Art. Zum Beispiel das „Geisterklopfen“ bei spiritistischen Sitzungen, wenn nicht durch Anwesende verursachtes Pochen, Knarren oder Poltern erklingt oder wenn Stimmen laut werden, obwohl niemand gesprochen hat und auch kein Bauchredner unter den Lebenden ist.

Die Forscher der Parapsychologie versuchen den Psi-Phänomenen auf die Schliche zu kommen. Sie erstellen Statistiken anhand von einer Vielzahl von Versuchen mit medial veranlagten Testpersonen, welche sich freiwillig zur Verfügung stellen. Aber auch Einzelfälle werden gesammelt und ausgewertet, sofern rein verstandesmäßig erkennbare Einflüsse auszuschließen sind. Lieblingsthemen der Parapsychologie seit den Anfängen der Forschungsarbeit um 1882 sind: religiöse Wunder – man denke etwa an Lourdes –, okkulte Überlieferungen, Hexerei und magische Energie. Leider sind die Forschungsergebnisse der Parapsychologie bis heute nicht ausreichend, um eine Verwendung zum Beispiel in der Psychologie oder Psychiatrie etwa an Geisteskrankheiten zu sichern.

Der Geistheiler ist in vielfacher Weise mit jedem einzelnen der unter Spiritismus zusammenzufassenden Wortfelder gekoppelt. Je nach seiner innersten Überzeugung wird er der einen oder anderen Richtung mehr zugeneigt sein.

Am unbefangensten und freiesten wird er jedoch seiner Aufgabe gerecht werden, wenn er sich möglichst wenig durch erlerntes oder angelesenes Wissen beeinflussen läßt. Der Strom der ihn durchpulsenden Kraft wirkt jenseits allen Menschenverstandes. Und alle Lehren, alle Forschung, alle kompliziert und mühsam erworbene Erkenntnis dient ja nur dem einen Ziel, dieses Kraftstroms bewußt habhaft zu werden.

Der Mensch weiß nur, kennt nur und glaubt nur, was er in irgendeiner Weise besitzen kann. Sei es mit dem Verstand oder der Hand. Wer aber in sich selbst das Unerklärliche weiß, muß ihm nicht mehr nachjagen. Dies mag er getrost den Scharlatanen überlassen, die mehr mit Worten und vermeintlichem Wissen glänzen als mit Taten.

17

Was bedeutet Schamanismus?

Der Schamanismus gilt als die traditionsreichste, weil älteste und ursprünglichste Form der Geistheilung. Bis heute ist er eine in vielen verschiedenen Religionen anzutreffende magische Form der Medizin, welche ohne ihre Einbindung in einen bestimmten Gott-Glauben nicht existierte.

Der Begriff des Schamanismus geht zurück auf das tungusische Wort „shaman". Dieses ist wahrscheinlich mit dem mandschurischen Ausdruck „samarambi" verwandt, welches übersetzt soviel wie sich „empören, um sich schlagen" bedeutet.

Wenn man sich die Technik des Schamanismus vor Augen führt, wird einem diese zunächst merkwürdig erscheinende Wortherkunft leichter klar.

Der Schamane, gleich Zauberarzt, ist die Hauptfigur des Schamanismus.

Seine Lebenseinstellung ist geprägt von dem Bewußtsein, daß in ihm eine Kraft wirkt, welche dem „großen Geist" entspringt. Dieser „große Geist" wird als die eine, für alle Materie gültige Energiequelle aus dem Kosmos angesehen.

Der Schamane gelangt nach seiner Auffassung nur dann in eine feste Verbindung zum „großen Geist", indem er sich diesem in seiner Seele rückhaltlos öffnet.

Um eine so intensive Offenheit zu erzielen, haben die Schamanen der verschiedenen Kulturen und Stämme eine breite Palette der unterschiedlichsten Hilfsmittel zur Verfügung. Dazu gehören Tanz und Trance, visualisierendes Schauen, Trommelmusik und Maskenzeremonien sowie eine Vielzahl von Machtinstrumenten. Darunter versteht man Gegenstände, welche in einer bestimmten Anordnung oder Verwendung gewisse Stimmungen erzeugen. Dies können Würfel sein, Steine, Federn, Holzstäbchen, kleine Knöchel oder dergleichen mehr. Für den Schamanen ist Krankheit eine Störung in der Harmonie des einzelnen mit der Kraft des „großen Geistes". Sie hat zur Folge, daß die vom „großen Geist" ausströmende Energie ihr Ziel nur einseitig trifft, statt sich harmonisch auf das Ganze zu verteilen.

Die Auswirkungen solcherart fehlgelenkter Energie zeigen sich in Krankheiten.

Der Schamane sieht nun seine Aufgabe darin, eine Art Seelenreise zum „großen Geist" anzutreten. Von dieser Seelenreise erhofft er sich übersinnliche Erkenntnisse. Aber auch das Bannen böser Geister und Fürbitte für den Patienten einzulegen, will er dadurch erreichen.

Mit Hilfe der in Trance gewonnenen Einsichten gelingt es dem Schamanen, die fehlgelenkte Energie aus dem Körper des Patienten zu entfernen und die ursprüngliche Harmonie wiederherzustellen.

Macht oder Kraft ist *das* Wort des Schamanen schlechthin. In ihr sieht er den „großen Geist" lebendig, in ihr ist der Ausgangspunkt allen Lebens. Nach schamanischer Darlegung sind alle Religionen der Welt von Anbeginn an der Versuch, dieser All-Macht nahe zu kommen.

Der Wunsch nach einer solchen Vereinigung liegt als Archetypus, das heißt, als Seelenerbe, in jedem Menschen fest verankert.

Aus diesem Archetypus heraus erklärt sich die grundsätzliche Fähigkeit eines jeden, in bewußt erlebte Harmonie mit dem „großen Geist" zu treten. Doch die meisten Menschen sind sich dieser Fähigkeit entweder nicht bewußt oder wissen nicht, wie dieselbe zu fördern und einzusetzen ist.

Die persönliche Macht des Schamanen rührt aus seiner Berührung mit dem „großen Geist" her. Diese befähigt ihn, seinen Patienten in einen Zustand der Ekstase zu versetzen, in welchem er über sich selbst hinauswächst.

Wollte man die persönliche Macht des Schamanen in ihre Einzelteile zerlegen, müßten sich die wichtigsten wohl folgendermaßen herauslösen:

a) Das Schicksal des Menschen, ehe er seine Berufung als Schamane erkennt. Wohl vermag der einzelne durch Fasten, Gebet, Meditation und ähnliche Praktiken die Macht des „großen Geistes“ zu suchen. Aber nur das Schicksal oder der geheime Plan seiner Seele bestimmen den Erfolg dieser Suche. Nicht der Schamane nimmt, sondern der „große Geist“ gibt. Offenbart wird dieses innere Genommenwerden durch eine bewußte Berufung, welche fast immer im Gefolge einer überwundenen schweren Krankheit steht.

b) Das Wissen des Schamanen um die Rituale seines Stammes oder seiner Kultur, gepaart mit einer scharfen Beobachtungsgabe, stellen ein weiteres Macht-Gefühl sicher. Die Fähigkeit, Zusammenhänge zu erkennen, rascher und tiefer als andere, sichert ihm Ansehen und Würde. Ohne diese brächte ihm der Patient nicht das zur erfolgreichen Behandlung nötige Vertrauen entgegen.

c) Macht liegt aber auch in ihrer Einmaligkeit verborgen. Gäbe es Schamanen wie Sand am Meer, oder ließe sich ein Schamane ausbilden wie ein Lehrling anderer Berufe, wäre seine herausragende Bedeutung verloren und damit auch seine Macht. Zwar erwählen sich alle Schamanen Lehrlinge. Ob diese aber die Quelle des „großen Geistes“ in sich zu öffnen vermögen, liegt nicht in der Hand des Alt-Schamanen.

Als ungewöhnlich und erstaunlich muß angesichts der sozialen und gesetzlichen Stellung der Geistheiler in der Bundesrepublik Deutschland die Tatsache gelten, daß 1980 von der Weltgesundheitsorganisation (WHO) beschlossen wurde, den Schamanismus gleichberechtigt neben die europäische Medizin zu stellen. Insbesondere bei der Behandlung von körperlich wirksamen Erkrankungen mit seelischen Ursprüngen (vergleiche unsere Ausführungen über psychosomatische Medizin).

Die Verbindung von Schamanismus und europäisch beeinflußten Kulturgedanken hat bereits bemerkenswerte Ergebnisse hervorgebracht. Vor allem Nervenärzte sind vom Schamanismus beeindruckt. Dies zeigt sich allein schon an der Tatsache, daß namhafte Leiter verschiedener Kliniken in Wien und Umgebung bei Schamanen in die Lehre gingen.

Aber auch unser Umweltbewußtsein nähert sich allmählich mehr und mehr dem Schamanismus an.

Wie das?

Nun, für den Schamanen aller Kulturen ist der gesamte Kosmos beseelt, ist alles voneinander abhängig.

Nehmen wir unsere Umwelt. Wir erkennen zusehends, daß in der Natur alles auf Wirkung und Gegenwirkung beruht. Rotten wir beispielsweise eine Tierart aus, nehmen wir einer anderen entweder einen wichtigen natürlichen Feind oder eine wichtige natürliche Nahrungsquelle. Überdüngen wir den Boden, wächst eine Pflanze vielleicht im Übermaß, aber das Düngemittel schädigt den Verbraucher. Jeder Eingriff in die Natur stört also das harmonische Grundprinzip, die Harmonie zwischen innen und außen.

Der Mensch hat, sagt der Schamane, das unbedingte Recht, sich der Welt zu bedienen. Aber er hat nicht das Recht, die geistgewollte große Harmonie und die Weltordnung zu stören oder ganz zu zerstören.

Ein wahrer Kernsatz. Doppelt gewichtig in einer Zeit, in der die Weltordnung wahrhaftig aus den Fugen zu geraten droht.

Schlußfolgernd ergibt sich, daß der bis heute wirkende Schamane die Weiterentwicklung jener Priesterärzte ist, welche uns schon im Altertum begegneten. Vom Geistheiler unterscheidet er sich im Grund nur durch das Drumherum und vielleicht einige speziell christliche Anschauungsweisen. Die allem zugrunde liegende innerste Überzeugung von der Allmacht Gottes sowie die Weltanschauung von der Harmonie des Innen und Außen hat der Schamane mit jedem Geistheiler gemein.

Daß der Schamane ernst zu nehmen ist, trotz seiner dem Europäer vielleicht seltsam anmutenden wilden Tänze und blutigen Tieropfer, wurde bereits durch die Weltgesundheitsorganisation (WHO) herausgestrichen.

Wenn aber der Schamane für Europas Schulmediziner als Lehrer fungieren und wirken kann, sogar ohne Scheu und ganz offiziell aufgesucht wird, wie erklärt sich dann die so völlig andersartige Einstellung von Schulmedizinern und Behörden zum einheimischen Geistheiler?

Sollten wir es auch hier wieder einmal mit dem geflügelten Bibelwort vom Propheten im eigenen Land zu tun haben?

18

Die Geistheiler der Philippinen und Brasiliens sowie die Bedeutung der Logurgie

An dem heute Furore machenden Begriff „Logurgie“ ist im Grunde nur der Name neu. Vor 1980 war dieses Phänomen eher unter der Bezeichnung „Geistchirurgie“ bekannt und beschäftigte bereits seit langem so bekannte Männer wie Rudolf Passian, Dr. med. Hans Nägeli oder Dr. Alfred Stelter. Entsprechend hieß der Ausübende damals „Geistchirurg“ statt wie heute „Logurge“ oder „Logurgin“. Verschiedene Fernsehsendungen verbreiteten die Nachricht von der auf den Philippinen oder auch in Brasilien zur Hochblüte gelangten paranormalen Operationsweise. Betrug oder Wahrheit, das war hier die Frage!

Ist eine Antwort gelungen? Wohl kaum.

Die Geistchirurgie oder Logurgie hüllt sich ebenso ins Dunkle wie alle anderen Geistheilungen. Man sieht zu, wie sie geschieht, erkennt die Ergebnisse, staunt und zweifelt doch. So lange die Hintergründe nicht klar sind, so lange nicht jeder Geistchirurg werden kann, weil es ein allgemein erlernbares Ausbildungsmaterial gibt, so lange bleibt sie so anrüchig, so beweisbar oder unbeweisbar wie alle Grenzgebiete. Zumindest für denjenigen, der erst zufrieden ist, wenn er eins und eins zusammenzählen darf.

Wir wollen jedoch versuchen, wenigstens oberflächlich eine Vorstellung von dieser ungewöhnlichen Heilweise zu gewinnen.

Zunächst wäre zu sagen, daß die Bezeichnung „Geistchirurgie“ den Kern der Sache trifft.

Vergleichbar mit dem Begriff „Geistheilung“ bezieht sich der Name nicht etwa auf heilende Eingriffe an Gespenstern, sondern auf solche mit Hilfe übernatürlicher Geistwesen oder aber mit Hilfe des einen großen Gott-Geistes.

Wie überall, wo Besitzdenken, Ausbildungsstand und die Zwangsjacken eines industriellen Leistungssystems noch unterentwickelt sind, bestimmen auch auf den Philippinen und in Brasilien Natur- und Gottverbundenheit das Leben der Menschen in ganz besonderem Maße. Die Naturgeister, „Encantos“ genannt, und die Geister Verstorbener, die „Anitos“, sind feste Bestandteile des alltäglichen Daseins. Kinder wachsen mit diesem Denken auf. Die Erwachsenen haben es im Blut. Zweifel an der Existenz des Unsichtbaren wie bei uns gibt es in der breiten Bevölkerung nicht oder doch in keinem vergleichbaren Ausmaß. Mit anderen Worten, die ganze Bevölkerung ist spiritistisch eingestellt.

Aus dieser inneren Einstellung heraus haben sich zahllose Geistheilervereinigungen gebildet, die über das gesamte tropische Inselgebiet der Philippinen mit seinen 7107 Inseln verbreitet sind. Auf den Philippinen heißen sie „Union Espritista Christiana de Filipinas“, also sinngemäß „Verein christlicher Geistheiler der Philippinen“. Wer diesen Vereinen angehört oder Mitglied werden möchte, muß ein unbescholtenes Leben führen und sich aller weltlichen Verlockungen weitestgehend enthalten. Das bedeutet nicht unbedingt klösterliche Enthaltsamkeit, erfordert aber doch eine Lebensweise in tiefer geistiger Hinwendung an alles Reine und Gute.

Regelmäßige spirituelle Sitzungen, meist jede Woche mindestens einmal, dienen dazu, die geistige Empfänglichkeit der Teilnehmer zu steigern.

Wird im Laufe dieser Sitzungen, Séancen genannt, an einem Teilnehmer eine herausragende spirituelle Begabung entdeckt, nehmen bereits erfahrene Geistheiler sich seiner an. Sie führen ihn in die Praxis des Geistheilens ein, gewähren ihm aufschlußreiche Einblicke in die Kunst der richtigen Meditation und fördern seine geistige Empfindungsfähigkeit.

Sehr selten erweist sich ein solcher spiritistischer Schüler als Geistchirurg. Bei einer derzeitigen Bevölkerungsdichte von vierzig Millionen Filipinas und Filipinos sind die ungefähr vierzig praktizierenden Logurgen verschwindend wenig.

Einem jeden von ihnen aber begegnet man in seinem Heimatland und oft auch weit über die Landesgrenzen hinaus mit großer Ehrfurcht und Hochachtung.

Schon während der Zeit seines inneren Reifeprozesses, welche sich der ersten Offenbarung seiner Fähigkeiten anschließt, genießt der junge Logurge eine allseits geachtete Vorrangstellung. Hat er bis zu diesem Zeitpunkt eine körperliche Arbeit ausgeführt, wird ihm diese nun abgenommen. Jeder weiß ja, daß der künftige Logurge viel Bedeutsameres vor Augen hat. Auch behütet man von jetzt an seine Lebensweise mit ausgesuchter Rücksichtnahme. Alles, was seine seelische Reinheit gefährden könnte, wird ihm ferngehalten. Dafür reichert man sein Seelenleben mit herzlichen Fürbitten oder religiösen Liedern an, welche ihm in den Séancen seines Vereins von nun an geboten werden.

Diese fast göttliche Verehrung des Geistchirurgen wird nicht nur aus der spiritistischen Grundeinstellung der Bevölkerung klar.

Ein weiteres wichtiges Argument ist die Tatsache, daß die meisten armen Leute auf jeden ihrer Geistchirurgen und Geistheiler angewiesen sind. Kaum einer besitzt genug, um Beiträge zur Krankenkasse zu zahlen. Noch weniger wären sie in der Lage, hohe Arztkosten zu begleichen.

Der Geistchirurg, der umsonst oder für ein kleines Entgelt arbeitet, ist für diese Armen die einzige Rettung in der Not.

Mangelnde Bildung und eine natürliche Scheu vor allem Neuen tun ein übriges, um den Vormarsch der Schulmedizin in diesen Ländern zu bremsen. Um so mehr, als die Taten der Geistheiler und Geistchirurgen voll überzeugen.

Was aber sind diese Taten?

Grundsätzlich ist zu sagen, daß der Geistchirurg ohne jedes andere Hilfsmittel, nur mit seinen eigenen Händen, operiert. Es handelt sich dabei um einen echten, teils sehr blutigen, teils aber ganz unblutigen Eingriff in den Körper des Patienten. Der Logurge entfernt dabei kleinere Krankheitsherde aus dem Körper. Die Wunde schließt sich. Sehr oft bleibt nicht einmal eine Narbe zurück.

Erklären kann man diese Vorgänge nur bedingt.

Wie jeder andere Geistheiler fühlt sich auch der Logurge von Gottes Energie durchströmt. Dies jedoch in einem ganz außergewöhnlichen Ausmaß.

Meist von seinem Zeige- oder Mittelfinger ausgehend, vermag diese Energie das Zellgewebe der kranken Körperstellen zu verändern. Eine solche Veränderung reicht vom bloßen Auflockern über Verschieben und Umbilden bis hin zur Auflösung. Letztere erlaubt dem Finger des Logurgen einen Vorstoß ins Körperinnere.

Der Logurge bedarf hierbei nicht der geringsten Vorbereitungen im schulmedizinischen Sinne. Seine Heilenergie tötet alle Bakterien ab. Wie kürzlich in einer Fernsehsendung gezeigt wurde, rufen selbst gröbste Verunreinigungen an einer frischen Wunde keine Folgen hervor. Diese desinfizierende Wirkung der Heilenergie wurde bereits in zahlreichen Versuchen wissenschaftlich getestet und bewiesen.

Wie unfaßlich und unglaublich diese Geistoperationen sind, obwohl sie sich doch vor aller Augen ereignen, soll hier an nur zwei Beispielen vorgeführt werden. An erster Stelle nennen wir den weltberühmten Logurgen Lourival de Freitas aus Rio de Janeiro.

Lourival de Freitas ist auch in Europa kein Fremder. Jahrelang lebte er in England, wo er seine rätselhafte Heilergabe einer Unzahl von wissenschaftlichen Versuchen unterwarf. Heute wirkt er in Rio de Janeiro in enger Zusammenarbeit mit namhaften Schulmedizinern. Diese führen ihm Patienten zu, deren Gesundheitszustand mit schulmedizinischen Mitteln nicht mehr zu heilen ist. Der Nachweis hierfür wird für Lourival de Freitas anhand von Laboranalysen und Röntgenaufnahmen oder einer anderen vergleichbaren wissenschaftlichen Methode erbracht.

Lourival de Freitas nimmt sich dieser Patienten meist in einer Geistoperation an, welche er ohne jedes Betäubungsmittel und völlig schmerzlos durchführt. In anderen Fällen behandelt er die Kranken mit Heilmedikamenten, welche er aus den verschiedensten Pflanzen des Amazonasgebietes zusammenstellt. Diese Pflanzen sammelt er selbst in oft Monate währenden Expeditionen.

Operation und/oder Medikament heilen in wunderbarer Weise und kürzester Zeit die schwersten Krankheiten. Selbst Krebs kann ihnen nur selten widerstehen.

Die Operation selbst führt Lourival de Freitas mit Hilfe eines einfachen Wasserglases aus. Ohne zuvor den Körper in irgendeiner Weise verletzt oder eingeschnitten zu haben, drückt er mit diesem Glas Nierensteine, Krebsgeschwülste, Tumoren oder ähnliche Krankheitsherde aus dem kranken Körperteil heraus.

Im Anschluß an eine jede Behandlung durch Lourival de Freitas setzt die herkömmliche Schulmedizin erneut ihren Hebel an. Neue Labortests, neue Röntgenbilder, neue Diagnosen werden erstellt. Nie hat sich das Rätsel der Heilung offenbart. Immer nur, daß sie vollkommen war.

Lourival de Freitas nimmt für seine Heilungen grundsätzlich kein Geld. Er lebt äußerst bescheiden mit seiner Familie und hat offensichtlich auch kein Interesse an einer Änderung seiner äußeren Lebensumstände.

Für den, der glaubt, unter diesen Bedingungen müsse man mit einer Krankheit ernsteren Ausmaßes ja von nun an nur mehr nach Brasilien fliegen, um von Lourival de Freitas geheilt zu werden, sei hier eines warnend vermerkt:

Lourival de Freitas nimmt sich nicht jedes Patienten an. Er garantiert niemandem eine Heilung. Wenn er eingreift, dann nur unter der einen Bedingung, daß er sicher ist, diesem Patienten helfen zu können. Das eigene innere Gesetz, die Stimme seiner Seele allein ist für Lourival de Freitas Fürsprecher oder Verweigerer. Es genügt nicht, ihn um Heilung zu bitten, damit seine Energie freigesetzt wird. Auch die Kraft in ihm selbst muß zustimmen. Und das ist nicht zu erzwingen.

Der zweite Logurge, den wir namentlich erwähnen wollen, ist Juanito Flores, ein Reisbauer auf den Philippinen, welcher nur in Volltrance operiert.

Von ihm heißt es, er führe mit Sicherheit die aufsehenerregendsten und erstaunlichsten aller logurgischen Heilungen durch.

Beispielsweise gibt er Spritzen mit seinen Fingern, ohne eine Nadel darin zu haben. Einstich und gewünschte Wirkung der

Spritze sind gleichwohl deutlich zu spüren. Ein anderes Beispiel ist seine Art, mit Hilfe eines einfachen Löffels Krankheitsherde wie Tumoren und Geschwülste zu entfernen oder Blut direkt aus der Magenhöhle herauszuschöpfen.

Keine dieser Heilweisen läßt sich mit herkömmlichen Mitteln erklären. Dennoch sind sie da. Selbst der größte Zweifler kann sie mit eigenen Augen sehen.

Uns bleibt heute nur abzuwarten, was die Zukunft uns bringen und lehren wird.

Mehr über Logurgie und deren berühmte Vertreter aufführen zu wollen, hieße ein neues Buch zu scheiben. Dem interessierten Leser werden wir jedoch im Anhang einige geeignete Lektüre empfehlen.

19

Anhang

In diesem Anhang möchten wir Ihnen verschiedene Anschriften von Institutionen nennen, mit deren Hilfe Sie entweder Namen und Anschriften von seriösen Geistheilern erfragen können, oder aber erste und auch weiterführende Einblicke in die Praxis des Geistheilens erhalten können.

Ebenfalls genannt werden die Anschriften von Lourival de Freitas und Juanito Flores sowie die einer brasilianischen Geistheilerorganisation.

Anschließend finden Sie eine kleine Liste von Büchern zum Thema, welche wir für empfehlenswert halten. Das eine oder andere davon mag Ihnen tiefschürfende Auskünfte zu Problemstellungen geben können, welche wir in diesem vorliegenden Buch nur anreißen konnten. Zuletzt fügen wir auch die Liste der Bücher an, welche notwendig waren, um das erforderliche Grundwissen zu erwerben, das ein Autor zum Thema Geistheilung dringend haben muß.

Wir hoffen, Ihnen mit diesem Anhang einen Leitfaden in die Hand zu geben, der Ihnen helfen wird, Ihre ganz persönlichen Probleme zu lösen.

Anschriften von Institutionen zur ersten Kontaktaufnahme

Gemeinschaft für geistige Entfaltung
zu Händen von Frau Rotraut von Carnap
Postfach 1444
8058 Erding
Telefon (0 81 22) 81 84

Dr. Hans Endres, Adele Fischer
GUPR
Gesellschaft für universelle Prävention und Regeneration e.V.
Wundtstraße 21
6800 Heidelberg-Wieblingen

Deutsche Vereinigung für Geistheilung
Im Asemwald 60–61
7000 Stuttgart 70
Telefon (07 11) 72 16 29

In dringenden Fällen, die einer täglichen Behandlung bedürfen, fliegen Sie nach London und lassen sich vom Flughafen bringen zur:

Spiritualist Association of Great Britain
33, Belgrave Square
London S. W. I.

Im dritten Stockwerk des Gebäudes befindet sich eine Klinik, in welcher rund um die Uhr Geistheiler zu Ihrer Verfügung stehen.

Crystal
Gemeinnütziger Verein für Lebensforschung, Kommunikation und Kultur
Agnesstraße 16
8000 München 40

Ausbildungsstätten für Geistheiler

Esotera-Seminare
Claussen-Organisation
Tal-Haus
7867 Todtmoos-Rütte
Telefon (0 76 74) 86 22

Seminare der Gemeinschaft für geistige Entfaltung
Postfach 1444
8058 Erding
Telefon (0 81 22) 81 84
Ort und Veranstaltung sind im einzelnen hier zu erfragen

Oscar Schellbach-Institut
Postfach 907
7570 Baden-Baden
Telefon (0 72 21) 2 40 04

HUNA-VITA
zu Händen Ekkehard Zellmer
Dortansstraße 19
4050 Mönchengladbach 5
Telefon (0 21 61) 58 13 47

Der neue Weg
Seminarorganisation
Unterfeld 618
FL-9495 Triesen
Telefon für Anrufer aus der BRD: (00 41) 7 52 88 67
ansonsten Telefon (0 75) 2 88 67

Künstlerhof Starczewski
Zu Händen von Herrn Hanns-Joachim Starczewski
Im Silbertal 49
5410 Höhr-Grenzhausen
Telefon (0 26 24) 20 52

Oeter und Michaela Knobel
Blumenstraße 13
6901 Neckarsteinach
Telefon (0 62 29) 10 57

PSI-Zentrum ATES AG
Güterstraße
CH-4053 Basel

Internationales Creativ-Centrum
Akademie Wasserfallenhof
CH-4418 Reigoldswil

Sauter-Organisation
Hauptstraße 110
CH-8180 Kreuzlingen

Healing Sanctuary
Ray Branch
(Nachfolger von Harry Edwards in dessen sog. Heiligtum)
Burrows Lea, England

Anschriften der in unserem Abschnitt über Logurgie genannten Logurgen aus Brasilien und von den Philippinen sowie einer brasilianischen Geistheilerorganisation

Brasilien:

Lourival de Freitas
Medium Operador und Naturwissenschaftler
Rua General Glizério Laranjeiras
20 000 Rio de Janeiro/Brasil

Medizinisch-spiritistisches Heilzentrum
Vorsitzender Dr. A. Massena
Sociedade de Medicina
E Espritismo Do
Avenida Rio Branco Nr. 4, 15. Etage
20 000 Rio de Janeiro/Brasil

Philippinen:

Juanito Flores
402 Nangkaysan, Bacaf, Pangasinan

Besonders empfehlenswerte Bücher zur Weiterbildung für den interessierten Leser

Harry Edwards · Geistheilung
Verlag Hermann Bauer KG, Freiburg i. Br.

Das große White Eagle Heilungsbuch
Aquamarin Verlag, Grafing

Paul Uccusic · Heilen mit der Kraft der Liebe, mit der Macht des Geistes
Ariston Verlag, Genf

C. W. Leadbeater · Die Chakras
Verlag Hermann Bauer KG, Freiburg i. Br.

Tom Johanson · Zuerst heile den Geist
Verlag Hermann Bauer KG, Freiburg i. Br.
(Dieses Buch ist hauptsächlich gedacht für bereits praktizierende Geistheiler, Sozialarbeiter und Krankenschwestern)

Arthur Findlay · Beweise für ein Leben nach dem Tod
Verlag Hermann Bauer KG, Freiburg i. Br.

William Brugh Joy · Der Weg der Erfüllung
Verlag Hermann Bauer KG, Freiburg i. Br.

Max F. Long · Kahuna-Magie
Verlag Hermann Bauer KG, Freiburg i. Br.

Dr. Alfred Stelter · Die paranormale Operation auf den Philippinen – Betrug oder Wahrheit?
Stellungnahme zur Sendung im ZDF in „Kontakte 33“, Heft 12/1982,
Seiten 498–501, und „Kontakte 34“, Heft 1/1983, Seiten 15–22

Dr. med. Hans Nägeli-Osjord · Die Logurgie auf den Philippinen
Der Leuchter, Otto-Reichl-Verlag, Remagen

Gert Chesi · Geistheiler auf den Philippinen
Perlinger Verlag, Wörgl

Hans Findeisen · Schamanentum
Verlag Kohlhammer, Stuttgart

Heinrich Schipperges · Der Arzt von morgen
Verlag Severin und Siedler, Berlin

Kurt Tepperwein · Geistheilung durch sich selbst
Ariston-Verlag, Genf

Paul Uccusic · Naturheiler – Probleme und Erfolge am Rande der Schulmedizin
Ariston Verlag, Genf

L. S. Dereskey · Medikamente, die helfen, die nichts nützen, die töten
Ariston Verlag, Genf

Douglas Sharon · Magier der vier Winde
Verlag Hermann Bauer KG, Freiburg i. Br.

Kenneth Ring · Den Tod erfahren – das Leben gewinnen
Verlag Hermann Bauer KG, Freiburg i. Br.

Sekundärliteratur

H. E. Miers · Lexikon des Geheimwissens, München 1976

A. Scharff, A. Moortgart · Ägypten und Vorderasien im Altertum

H. E. Sigerist · Die Anfänge der Medizin

E. Ploss, H. Buntz, E. Rosen-Runge, H. Schipperges · Alchimia

A. Jores · Magie und Zauber in der modernen Medizin
in: Deutsche Med. Wochenschrift 80, Jahrgang 24

O. Spang · Religionsphilosophie

W. Frese · Primitive Heilkunst: Eine Mahnung
an die Schulmedizin
in: Naturheilpraxis 6/1979

J. Bourke · Medicin Men of Apache

Lechner-Knecht · Reise ins Zwischenreich

A. Erman · Zaubersprüche für Mutter und Kind
Papyrus Nr. 3027 des Berliner Museums

H. Marzell · Zauberpflanzen, Hexentränke

O. Nowotny · Magische Medikamente
in: Pharmazeutische Zeitung, Jahrgang 121, Heft 33

H. Ochsenfahrt · Medizinische Wirkungen und Nebenwirkungen
von Scheinmedikamenten
in: Universitas, Jahrgang 30, Heft 5

M. Treben · Gesundheit aus der Apotheke Gottes

V. Dinnendahl · Der Placebo-Effekt
in: Pharmazeutische Zeitung, Jahrgang 124, Heft 20

Stefan Zweig · Die Heilung durch den Geist

H. Löhr · Aberglauben und Medizin

H. Ritter · Über die Verbreitung allgemein nicht üblicher
Heilverfahren in der freien Praxis
in: Deutsches Ärzteblatt 65 (1968)

G. Jentzsch · Über die Irisdiagnose
in: Zeitschrift für ärztliche Fortbildung 53 (1959)

T. Namikoshi, Shiatsu · Heilung durch die Fingerspitzen

Georg Siegmund · Wunder – eine Untersuchung über ihren Wirklichkeitswert

H. Trede · Wunderglaube im Heidentum und in der alten Kirche

O. Weinreich · Antike Heilungswunder

Paul Uccusic · Naturheiler

Albertus Magnus · Das Buch der Haimligkeyten der Kreuter, Edelgestain und etlichen wolbekannten Thieren

K. Blüchel · Die weißen Magier

Geerto Snyder · Wunderglaube und Wahn

A. Brauchle · Das große Buch der Naturheilkunde

Zsolt Aradi · Wunder, Visionen und Magie

Hedwig Conrad-Martius · Wissenschaft, Mythos und Neues Testament

G. Siegmund · Wunderheilungen im Lichte der modernen Heilkunde in: Stimmen der Zeit, 1951, Heft 2

E. und M.-L. Keller · Der Streit um die Wunder

E. Liek · Das Wunder in der Heilkunde

G. Mensching · Das Wunder in Glauben und Aberglauben der Völker

Harry Edwards · Born to heal

Harry Edwards · Spirit Healing

G. Hertzka · So heilt Gott

H. Lampert · Umstrittene Heilverfahren

F. Lembeck · Die Kurpfuscherei nimmt zu in: Wiener Medizinische Wochenschrift, 1977, Heft November

H. Löffler · Naturheilkunde von A bis Z

Max Freedom Long · The Secret behind Miracles

Karl Freiherr von Reichenbach · Der sensitive Mensch und sein Verhalten zum Ode

G. W. Surya · Ursprung, Wesen und Erfolge der okkulten Medizin

W. Zabel · Grenzerweiterung der Schulmedizin

Fr. Bettx · Das Wunder

A. Bier · Die Seele

J. Björkhem · Die verborgene Kraft

K. Böhme · Wunderheilungen

Ch. Boudonin · Die Macht in uns

F. Cazzamalli · Ausstrahlungen von Gehirnwellen bei telepathischen Phänomenen
in: Zeitschrift für Parapsychologie, 1926

Jean Martin Charcot · La foi qui guérit

F. Dunbar · Deine Seele – dein Körper

R. Friedrich · Medizin von morgen

R. Herzog · Die Wunderheilungen von Epidauros

F. Kersten · Die Heilkraft der Hand

W. Kröner · Die Wiedergeburt des Magischen

G. Marcel · Was erwarten wir vom Arzt?

F. Rancanelli · Die Gabe des Heilens

J. B. Rhine · Die Reichweite des menschlichen Geistes

S. Seligmann · Die Zauberkraft des Auges und des Berufenen

K. Trampler · Heilung durch den Geist

K. Wachtel · Laienärzte und Schulmedizin

K. Wachtel · Warum haben Kurpfuscher Erfolg?

Handbuch alternativer Heilweisen

Peter Tompkins, Chistopher Bird · Das geheime Leben der Pflanzen

Sonderdrucke der Zeitschrift „esotera“:
Nr. 9/1985, Nr. 4/1982, Nr. 6/1981, Nr. 7/1981, Nr. 10/1980, Nr. 11/1982

J. Halifax · Die andere Wirklichkeit der Schamanen

C. W. Leadbeater · Die Chakras

Tom Johanson · Zuerst heile den Geist

Hans-D. Leuenberger · Das ist Esoterik

E. Maynard · Leben in Findhorn

G. Hertzka, W. Strehlow · Küchengeheimnisse der Hildegard (von-Bingen)-Medizin

Helena P. Blavatsky · Die Geheimlehre; vier Bände

D. Sharon · Magier der vier Winde

William B. J. · Der Weg der Erfüllung

A. Sonnet · Wunderheiler und Heilwunder

Th. Löbsack · Magische Medizin

P. Uccusic · Heilen mit der Kraft der Liebe, mit der Macht des Geistes

A. Höhne · Die neuen Magier der Gesundheit

K. Bachler · Erfahrungen einer Rutengängerin

George Chapman · Operationen am Ätherleib; Dr. Langs Wiederkehr

Das große White Eagle Heilungsbuch

White Eagle · Der geistige Pfad

P. Uccusic · Naturheiler – Probleme und Erfolge am Rande der Schulmedizin

E. Adler · Allgemeinerkrankungen durch Störfelder

Aktion Bildungsinformation: Die Scientology-Sekte und ihre Tarnorganisationen

B. Ascher · Der Arzt als Schicksal

R. Baerwald · Okkultismus, Spiritismus und ihre weltanschaulichen Folgerungen

H. Bauer, I. Dümotz, S. Goldwin · Lexikon der Symbole

H. Biedermann · Handlexikon der magischen Künste

W. E. A. Budge · Egyptian Magic

Th. Dethlefsen · Das Erlebnis der Wiedergeburt

Fr. W. Doucet · Geschichte der Geheimwissenschaften

K. von Eckartshausen · Über die wichtigsten Mysterien der Religion

Harry Edwards · Praxis der Geistheilung

M. Aliade · Schamanismus und archaische Ekstasetechnik

Fr.-W. Haack · Scientology – Magie des 20. Jahrhunderts

Fr. Kluge · Etymologisches Wörterbuch der deutschen Sprache

B. E. König · Hexenprozesse

G. Kolpaktchy · Das ägyptische Totenbuch

H. Menge · Griechisch-deutsches Schulwörterbuch
von Langenscheidt

H. Schipperges · Krankheit, Heilkunst, Heilung

R. Thetter · Magnetismus – das Urheilmittel

P. Urban · Parapsychologie – Schicksalsforschung zwischen
Psychologie und Astrologie

L. Weatherhead · Glauben und Heilen

W. Zabel · Grenzerweiterung der Schulmedizin

Madelein Riedel-Michel · Geistheilung als Ergänzung zur Medizin

Zeitschrift „GEO", 1/1986: Hirnforschung, Drogen gegen Krebs

Zeitschrift „Der weiße Lotos", Nr. 1

A. Allwohn · Magie und Suggestion; in: Magie und Wunder in der
Heilkunde, Herausgeber Dr. med. phil. Wilhelm Bitter

MOEWIG-Sachbuch

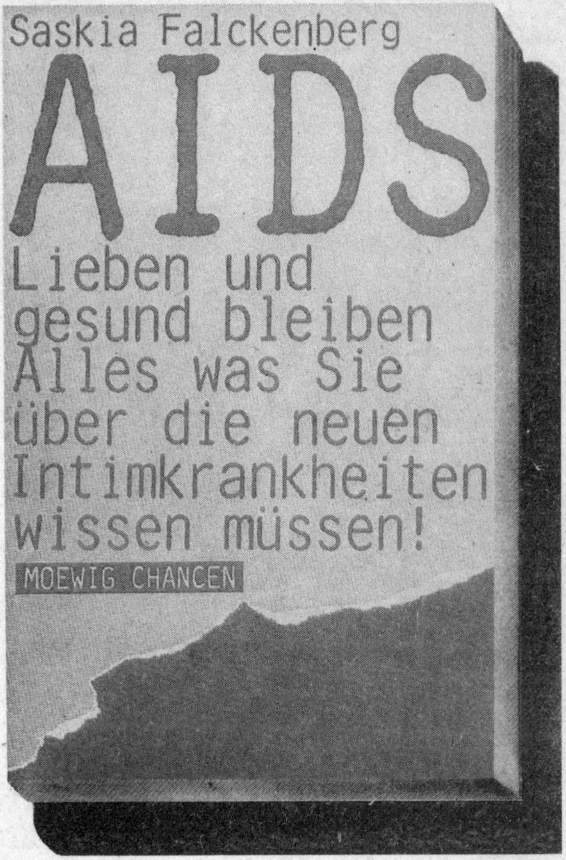

Saskia Falckenberg
AIDS –
Lieben und gesund bleiben

Als vor mehr als fünf Jahren zum erstenmal von der neuen, bislang unheilbaren Krankheit AIDS gesprochen wurde, nahm die Öffentlichkeit kaum Notiz. Seit HTLV-3, eines der unberechenbaren Viren, immer mehr Todesopfer fordert, grassiert die Angst vor AIDS. Doch nicht nur Randgruppen wie Homosexuelle und Fixer sind gefährdet, die Immunschwäche befällt immer mehr normale Menschen.
Die Furcht vor sexuell übertragbaren Krankheiten und ein möglicher Schutz vor ihnen sind seitdem Gesprächsthema Nummer eins. Müssen wir unsere Liebesgewohnheiten ändern?
3203-4 DM 9,80/öS 80,—
Originalausgabe